APPAREILS

D'ORTHOPÉDIE

DE

RAINAL PÈRE

BANDAGISTE, ORTHOPÉDISTE BREVETÉ

FOURNISSEUR DES HOPITAUX ET DES PRISONS

MÉDAILLES D'OR ET D'ARGENT PARIS ET LONDRES

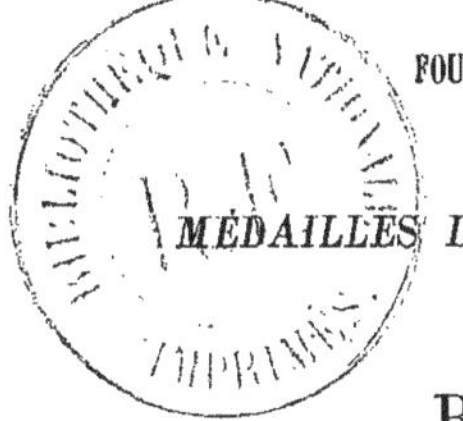

RUE BLONDEL, 23

(PRÈS DE LA PORTE SAINT-DENIS)

A PARIS

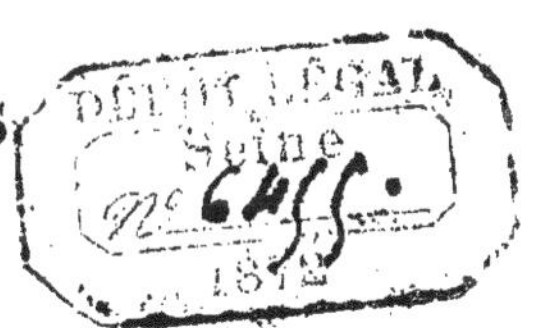

1872

TYPOGRAPHIE GEORGES CHAMEROT

RUE DES SAINTS-PÈRES, 19, A PARIS.

INTRODUCTION.

En éditant ce nouveau catalogue, notre devoir est de remercier messieurs les médecins qui nous ont prêté un si bienveillant concours pour arriver à vulgariser l'emploi de notre ceinture à bascule sans ressort, la ceinture hypogastrique et le pessaire en émail.

Ces appareils sont aujourd'hui préférés par ceux qui en ont fait l'essai; ce fait est constaté par les nombreuses ventes qui ont lieu chaque jour. Les inventions les plus vulgaires, quand elles sont d'une utilité publique et incontestable, et qu'elles sont appelées à soulager l'espèce humaine, ont souvent besoin du concours d'hommes éclairés et compétents qui, sans préjugés, après s'être rendu compte d'une grande amélioration, pour substituer à l'ancienne routine un perfectionnement raisonné, les adoptent, car ces appareils rendent de véritables services par leur légèreté et leur commodité. Une grande partie des membres du corps médical, pénétrés des résultats inespérés obtenus avec notre ceinture, ne prescrivent plus à leur malade que ces appareils.

Les nombreuses amputations faites à la suite des derniers

événements nous ont fourni l'occasion d'introduire dans la fabrication des appareils d'orthopédie des modifications importantes; nous nous sommes appliqués surtout à améliorer la confection des jambes pour les diverses amputations auxquelles elles sont applicables, nous les avons rendues plus légères afin de ne pas fatiguer inutilement le sujet, tout en leur conservant leur solidité primitive. Nous avons créé un modèle de cuissard remplaçant la jambe de bois si disgracieuse et si lourde; la modicité de son prix le met à la portée des nécessiteux. Notre système de pression verticale applicable aux déviations du rachis a rendu de grands services dans le traitement de cette maladie.

Nous avons ajouté à notre catalogue un très-petit nombre d'instruments de chirurgie les plus généralement employés, et que nous fabriquons nous-mêmes; nous pouvons fournir ces instruments à des prix inférieurs quoique d'aussi bonne qualité: cela provient uniquement de ce que nous avons fait de cette fabrication une spécialité.

Messieurs les médecins, qui ont bien voulu nous donner leur appui pour notre ceinture à bascule, nous soutiennent dans notre émulation; ils trouveront toujours en nous des auxiliaires expérimentés et un personnel apte et intelligent, prêts à exécuter les modifications qu'ils jugeront nécessaire d'apporter à ces divers appareils.

APPAREILS HERNIAIRES.

Appareils à bascule sans ressort (breveté),

DE RAINAL PÈRE.

L'appréciation d'un bon bandage propre à comprimer toutes les hernies est une question des plus importantes et des plus délicates.

Non-seulement ce bandage doit comprimer parfaitement la hernie, mais il ne doit en rien gêner les mouvements du corps, tant par la marche que par les différents exercices.

Faute de mieux, les bandagistes se servent d'un ressort plus ou moins fort, selon le volume de la hernie à comprimer. Ce ressort, enveloppé d'un coussin en peau, aussi épais qu'il puisse être, ne saurait protéger les reins contre le frottement incessant de ce corps dur qui, s'il n'entame pas toujours la peau, laisse derrière lui, comme souvenir désagréable, des inflammations et des démangeaisons insupportables. En outre, ce ressort, quelquefois d'une force exceptionnelle quand il devient nécessaire de comprimer une hernie volumineuse, n'est souvent pas de nature à la protéger contre la sortie de l'anneau inguinal : c'est un danger qui peut entraîner des conséquences fâcheuses.

Ce résultat négatif peut compromettre gravement sa santé, puis il résulte très-nettement, et ce cas n'est pas rare, que la plupart des individus, plutôt que de continuer à souffrir beaucoup plus des reins que de la hernie, abandonnent le bandage et se trouvent ainsi exposés à des dangers incalculables. La hernie, ne se trouvant plus comprimée et soutenue par son bandage, se développe petit à petit, à son aise, et arrive insensiblement à une grosseur assez volumineuse pour qu'il devienne impossible de la faire rentrer dans sa cavité ; aussi voit-on quelquefois l'étranglement de la hernie, qui est la suite de cette inconséquence.

La gêne que produit ce ressort est reconnue trop grande pour que le bandagiste n'y apporte pas un remède prompt et efficace.

Avec de puissants éléments et des observations précieuses recueillies dans le cours de quarante années d'expérience et de pratique, un nouvel appareil devait être mis à jour, qui, perfectionné au point de vue de la commodité, de la douceur, de la légèreté et du bien-être, serait aussi parfait que possible. Une heureuse inspiration a fait découvrir l'*appareil à bascule sans ressort*, qui, dès son apparition dans la pratique, a obtenu au début un succès complet ; depuis, messieurs les médecins, en France et à l'étranger, le prescrivent comme devant rendre de très-grands services.

L'application de ce nouvel appareil ne présente aucune difficulté sérieuse, sinon celle du changement de système, auquel on s'habitue d'autant plus promptement, que par le bandage à ressort on se trouve gêné, et par l'*appareil à bascule sans ressort* on se trouve à l'aise.

Cet appareil, plus simple et plus léger que le bandage à ressort, contient toutes les hernies.

Il y a un avantage marqué entre les deux systèmes sous le rapport de la légèreté. Cette légèreté n'est pas de nature à faire craindre pour la compression de la hernie ; ce n'est pas avec un bandage lourd muni d'une forte pelote que l'on maintient mieux toute hernie réductible ; souvent, c'est le contraire qui arrive, et le malade reste alors affligé par l'inconvénient d'un poids fatigant qui écrase les reins.

On comprend très-bien qu'en bouchant hermétiquement l'ouverture de l'anneau inguinal ou ombilical, par l'application d'une pelote appropriée à la grosseur de la hernie, un peu convexe, on parvient à maintenir réduite la hernie, sauf les cas rares où, pour les hernies trop volumineuses, il devient nécessaire d'augmenter la puissance de la pelote.

Selon le volume de la hernie, les pelotes sont disposées comme suit : le n° 1, la plus forte pelote, sert à comprimer les hernies volumineuses et difficiles à maintenir ; le n° 2 est moins fort, et comprime les hernies de dimensions moindres ; le n° 3 est adapté aux hernies de la grosseur d'un œuf de poule ; les n°s 4 et 5, les plus petites pelotes, s'appliquent aux hernies paraissant à peine. — Le n° 5 est spécialement affecté aux femmes pour hernies crurales et pour cadets.

La ceinture n'ayant pas de ressort, la pelote a pour puissance de pression une bascule formant levier naturel. Cette bascule, adaptée dans la partie concave de la pelote, ne tient aucune place et exerce sur la hernie une pression variable au gré du malade ; elle augmente ou diminue selon la traction qu'on imprime plus ou moins aux courroies, ce qu'il est impossible d'obtenir avec un bandage à ressort qui fait sentir la pression plus particulièrement sur le sacrum ; elle ne peut augmenter, mais peut diminuer par suite de l'usage.

Le corps de la ceinture en tissu est doux, moelleux, et se lave à volonté ; au lieu de fatiguer les reins comme le bandage à ressort, elle les soutient dans la marche et dans les grandes fatigues. (Voir les *Rapports*, pages 14 et suiv.).

Application.

L'application de cet appareil est facile, la contention des hernies dépend le plus souvent de la manière dont l'appareil est appliqué.

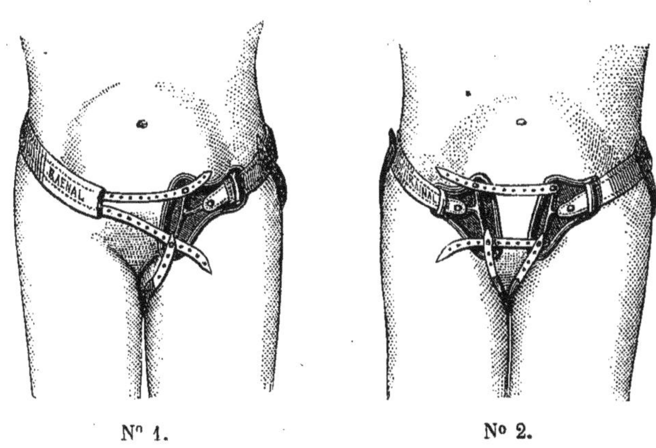

N° 1.   N° 2.

Pour arriver à ce résultat (*fig.* n° 1, *appareil simple*), il faut : 1° Après avoir fait rentrer la tumeur par l'anneau inguinal, faire passer la cein-

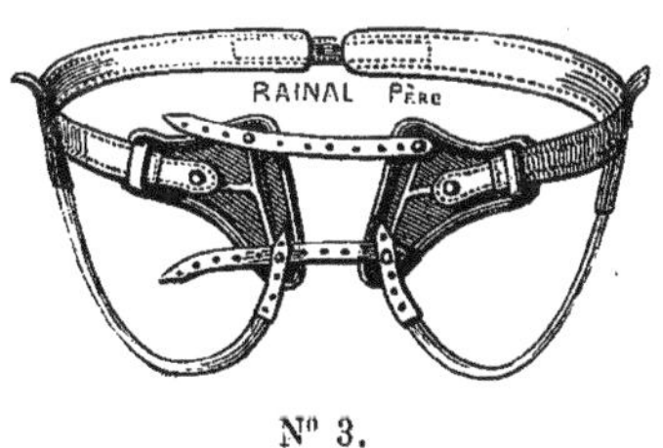

N° 3.

ture au milieu de l'espace qui se trouve entre le grand trochanter et la crête illiaque ;

2° La pelote dans l'aine, appliquer la partie convexe sur l'anneau, serrer la courroie du bas plus fortement que celle du haut, afin de faire incliner la pelote vers le bas ; fixer la sous-cuisse au même bouton où s'attache la courroie transversale du bas.

Pour les appareils doubles (*fig.* n° 2), l'application est la même, sauf qu'entre les deux pelotes il doit régner constamment un écartement d'au moins 6 centimètres, de manière que ces deux pelotes couvrent entièrement les contours de l'anneau aponévrotique, sans toucher le pubis. Pour atteindre ce but, il existe au milieu, derrière la ceinture, une boucle munie d'une courroie pour serrer ou desserrer à volonté.

Pour les hernies récentes ou volumineuses, il est essentiel de conserver cet appareil la nuit, en desserrant toutefois les courroies transversales d'un ou de deux trous.

Pour recevoir par la poste un de ces appareils, nous indiquer la mesure exacte du corps prise à nu sur les hanches, le côté blessé, et le volume de la hernie.

L'invention de cet appareil a été récompensée d'une médaille d'or.

Appareil ombilical à bascule sans ressort (breveté),

DE RAINAL PÈRE.

Cet appareil, comme le précédent, a l'avantage de n'avoir point de ressort dans la ceinture. La pelote est ronde ou ovale, selon la confor-

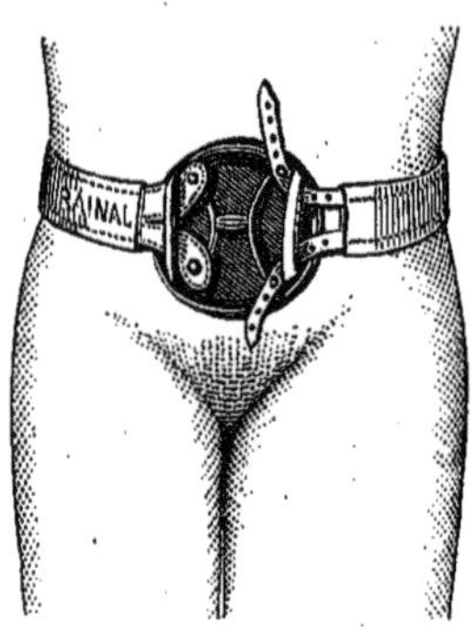

N° 4.

mation de la hernie ; elle porte également dans sa partie concave une bascule à quatre branches, qui presse de toute sa puissance la hernie pour la contenir dans sa cavité.

Cet appareil a été récompensé d'une médaille d'or.

Application.

Après avoir fait rentrer les viscères échappés de leur cavité, on applique la partie convexe de la pelote sur l'anneau ombilical ; deux des branches de la bascule reçoivent l'extrémité de la ceinture qui fait le tour du corps ; au bout de cette ceinture se trouvent deux autres courroies, que l'on fixe aux deux dernières branches de la bascule laissées libres. Cet appareil, ainsi appliqué, opère une traction suffisante pour comprimer la hernie, même volumineuse.

Appareil à bascule sans ressort, pelote en émail (breveté),

DE RAINAL PÈRE.

De tous temps, on a cherché à remédier à l'inconvénient de la pelote en peau qui se déforme, s'aplatit, se détériore par la transpiration et finit par exhaler une odeur désagréable; elle devient alors impropre aux services qu'on est en droit d'exiger d'elle ; n'étant plus dans les conditions voulues pour maintenir strictement la hernie réduite, on est obligé de renouveler l'appareil ou de laisser s'échapper la hernie.

Avantages de la pelote en émail. — L'emploi d'un corps dur et lisse, tel que la porcelaine émaillée, obvie à tous les inconvénients que la pelote en peau entraîne avec elle.

1° Suppression complète des mauvaises odeurs ;

2° La partie malade en contact avec la pelote est maintenue constamment dans un état de fraîcheur.

3° Sont supprimés par leur usage les échauffements, les inflammations, les rougeurs et les cuissons intolérables que produisent les pelotes en peau ou de toute autre matière poreuse et spongieuse.

4° Conservation indéfinie de la pelote; matière dure, elle ne s'aplatit jamais, de là, réduction plus prompte de la hernie ;

5° Ces pelotes sont construites de manière qu'elles ne montrent ni ne fassent sentir aucune arrête, toutes les parties en sont arrondies et polies ; elles ne sont jamais appliquées sur le pubis, la crainte de trop de dureté serait imaginaire ;

6° Propreté constante par le lavage de la pelote.

Les pelotes en émail pour hernies inguinales, crurales et ombilicales sont moulées sur le modèle des pelotes en peau ; elles portent dans leur partie concave la bascule qui fait pression directement sur la hernie.

L'application est la même que pour l'appareil pelote en peau, pour hernies inguinales et crurales, page 7, et ombilicales, page 8.

L'invention de cette pelote en émail a obtenu une médaille d'or. (Voir le *Rapport,* page 20).

Appareil contre l'écartement de ligne blanche (breveté),

DE RAINAL PÈRE.

La hernie produite par l'écartement de la ligne blanche nécessite l'emploi d'un appareil spécial. Il se compose d'une ceinture munie d'élastiques sur les côtés. A l'extrémité de cette ceinture est adaptée une pelote plus longue que large, légèrement rembourrée de laine ; sur le milieu de la pelote se trouve deux boutons montés sur un ressort placé à l'intérieur, et sur lesquels viennent s'agrafer deux courroies placées à l'autre extrémité de la ceinture. Une charnière placée sur le milieu de la pelote permet au malade de se courber sans faire remonter ou descendre l'appareil.

Appareil hypogastrique sans ressort (breveté),

DE RAINAL PÈRE.

Cet appareil, dont l'utilité est incontestable, exerce son action uniquement sur l'hypogastre ; il est destiné à maintenir relevés les viscères abdominaux, dont le poids pesant sur l'utérus y détermine de vives douleurs et en favorise la congestion.

De même que dans les appareils herniaires à bascule sans ressort, la pression s'obtient au moyen d'un petit levier placé dans la partie con-

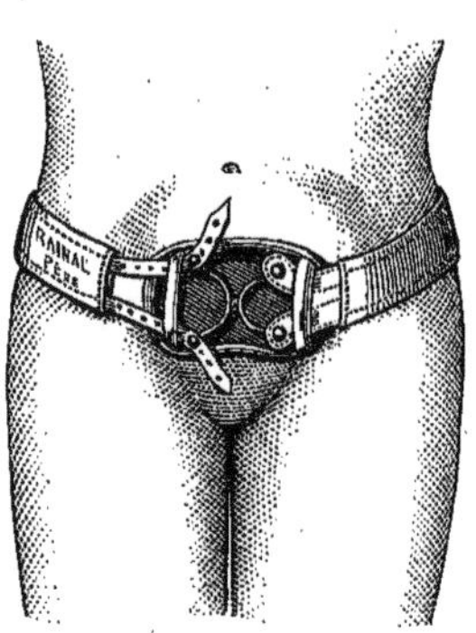

Nº 5.

cave de la pelote qui permet de varier le point d'appui ; l'ancienne pelote est également remplacée par une plaque emboutie, rembourrée légèrement et très-douce. Le volume de l'appareil se trouve, ainsi que son poids, diminué de moitié. Par une disposition ingénieuse, on peut varier de bas en haut et de haut en bas le point où l'appareil doit presser plus spécialement.

La pelote est faite d'une plaque soutenant un coussin, dont l'un des bords inférieurs évidé entoure le pubis ; la bascule ou levier est munie de boutons à ses extrémités, où vient s'agrafer d'abord la patte à œillets de la ceinture en tissu qui fait le tour des hanches ; les courroies du côté opposé de la ceinture viennent ensuite s'adapter au bouton resté libre de l'autre extrémité de la bascule. En serrant les courroies, on obtient une pression suffisante, qu'il est facile de graduer à volonté, (*Voir fig.* 5, p. 10.)

La ceinture adaptée à la pelote hypogastrique doit passer au niveau des crêtes iliaques, et la pelote sur l'hypogastre un peu au-dessus du pubis.

Cet appareil hypogastrique sans ressort remplace, avec de grands avantages, l'ancienne ceinture hypogastrique à ressort.

Cet appareil a obtenu une médaille d'or.

Bandage à ressort, pelote emboutie (breveté),

DE RAINAL PÈRE.

Le bandage à ressort lui-même a subi une grande amélioration ; sa pelote modifiée et refaite d'après le système de la pelote à bascule, est emboutie. Par cette transformation, la pelote primitive, qui s'aplatissait trop vite, est devenue, grâce à ce remaniement, plus propre à sa conservation ; creuse à sa surface, convexe du côté où elle vient fermer hermétiquement l'anneau inguinal, la hernie est mieux maintenue par ce nouveau bandage que par l'ancien système.

Appareil contre la chute de l'utérus,

DE RAINAL PÈRE.

Nous avons imaginé cet appareil pour remplacer le pessaire quand celui-ci ne peut être supporté par les malades, et principalement dans les cas où le prolapsus devenant par trop volumineux, le pessaire, de quelque forme qu'il soit, devient impuissant à le contenir dans sa cavité naturelle. Cet appareil se compose d'une ceinture bouclée autour des hanches sur les côtés, d'une tige d'acier recouverte de peau et terminée par deux courroies qui viennent se fixer sur deux boutons placés à la partie postérieure A de la ceinture. Au milieu de cette tige d'acier se trouve un ressort B, muni à son extrémité d'une pelote en ivoire destinée à soutenir le prolapsus. La première tige est terminée par deux sous-cuisses que l'on fixe sur les côtés de la ceinture aux boutons placés

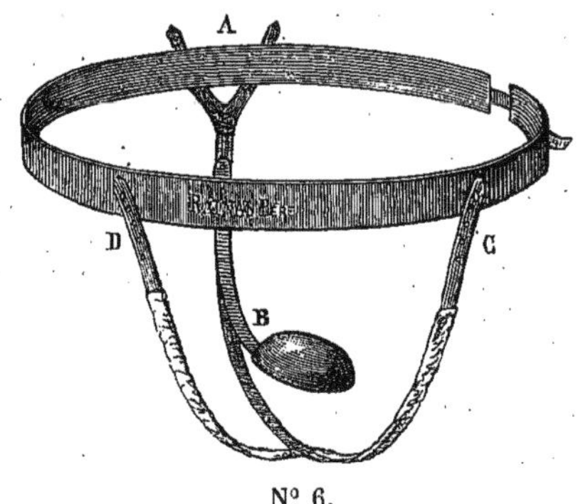

N° 6.

à cet effet. En serrant plus ou moins les sous-cuisses, on exerce sur le ressort, en même temps que sur la pelote, une pression que l'on peut graduer à volonté.

Pessaire en émail (breveté), DE RAINAL PÈRE.

La propriété de l'émail a un avantage immense sur tous les autres pessaires fabriqués avec d'autres matières.

1° Il est inaltérable;

2° Il n'échauffe point les parties en contact.

3° Point d'inflammations ni d'incrustations.

4° Propreté, fraîcheur, légèreté.

La matière dont on forme les pessaires varie; on a employé successivment l'or, l'argent, le plomb, l'ivoire, le liége, le bois et la gomme élastique. On a renoncé à l'usage des pessaires métalliques, à raison de leur prix élevé, de leur pesanteur, et surtout parce que, dans quelques cas, ils se sont trouvés altérés et percés par les mucosités du vagin et de la matrice, et ont donné lieu à des accidents plus ou moins graves. On a également renoncé aux pessaires de bois et à ceux qu'on faisait avec du liége enduit d'une couche de cire, parce que ces corps poreux s'imbibent des matières muqueuses du vagin, les retiennent, donnent lieu à des écoulements fétides, et se pourrissent avec une grande facilité. Les dimensions des pessaires doivent être en rapport avec celles des parties dans lesquelles on les applique. La forme des pessaires varie; ainsi ils ont été appelés *pessaires en gimblette, en bondon, en bilboquet, ovale, rond ou à boule, en huit de chiffre,* etc.

Les pessaires en gimblette représentent une espèce d'anneau épais, légèrement déprimé, et dont l'ouverture centrale varie pour l'étendue. Les uns sont arrondis et les autres oblongs.

Les pessaires en bondon ont la forme d'un cône allongé, à sommet tronqué, et dont la base, disposée en capsule, est destinée à recevoir le col de la matrice, et présente une cavité centrale, destinée au passage des règles.

On a quelquefois employé, pour soutenir la matrice, des éponges taillées en pessaires, et que l'on introduisait dans le vagin après les avoir

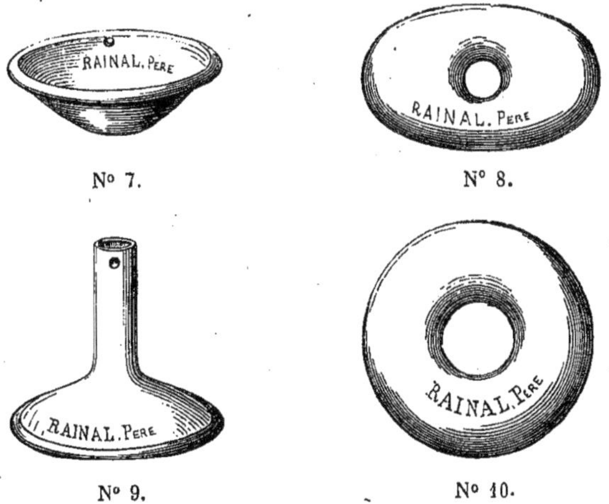

N° 7.

N° 8.

N° 9.

N° 10.

comprimées, selon leur longueur, afin que l'introduction en fût plus facile.

Les éponges que l'on employait comme pessaires ont l'inconvénient de se ramollir dans l'intérieur du vagin, et de s'imbiber des mucosités qui exsudent des parois de ce conduit. De là des inconvénients de leur emploi, qui sont de ne soutenir qu'imparfaitement la matrice, de s'opposer à l'évacuation des règles, et de produire de l'irritation par la décomposition putride des sucs dont elles restent imbibées.

Ce n'est point, comme on l'a prétendu, sur les tébérosités de l'ischion que les pessaires entièrement renfermés dans le vagin prennent leur point d'appui. Il faudrait, pour cela, qu'ils eussent au moins quatre pouces de diamètre. C'est sur le périnée, au-dessus des grandes lèvres, que ces instruments prennent le point d'appui.

Indiquer le diamètre que doit avoir le pessaire.

Cet instrument a été récompensé d'une médaille d'or.

RAPPORT

DE LA COMMISSION NOMMÉE PAR L'INSTITUT POLYTECHNIQUE, CHARGÉE D'EXAMINER LE NOUVEL APPAREIL HERNIAIRE ET LE PESSAIRE EN ÉMAIL DE M. RAINAL PÈRE.

« Messieurs,

« Il y a deux hommes dans un bandagiste, ou plutôt l'homme qui exerce cette profession doit posséder des aptitudes très-variées.

« Celle de l'artisan qui se contente d'exécuter un objet mécanique, ou celle de l'inventeur qui scrute les mystères de la science et qui sait élever sa profession à la hauteur d'un art.

« Le bandagiste est l'homme pratique; l'artisan c'est l'orthopédiste, celui qui arrache à la science ses secrets et sait redresser à force de talent et d'art ce que la nature humaine a de difforme, de péniblement affecté ou de malheureusement disgracié.

« Nous avons tenu à bien établir cette mesure, parce que c'est dans la catégorie des inventeurs artistes que nous devons placer M. Rainal père, de Paris.

« Plusieurs appareils chirurgicaux de la plus haute importance ont été inventés et exécutés par lui.

« Nous parlerons d'abord des bandages herniaires et des diverses modifications que M. Rainal père leur a fait subir, avant de les amener à ce degré de préfection qui les rend si utiles et si efficaces.

« On sait que, jusqu'à présent, la plupart de ces bandages étaient composés d'une lame d'acier formant ressort. Cette lame était recouverte de peau et rembourrée; une de ses extrémités s'appuyait sur les reins, et l'autre, portant la pelote, venait comprimer la hernie.

« L'action énergique de ce ressort n'avait pour seul point d'appui que le contact sur les reins ; aussi, dans peu de temps la peau était écorchée ; la hernie était bien maintenue, le danger était conjuré, mais c'était aux prix de nouvelles souffrances qui forçaient souvent le malade à quitter son bandage : il n'avait pour ainsi dire que changé de mal.

« Nous devons encore signaler d'autres inconvénients de ces bandages en acier; ils sont cassants, surtout lorsque la transpiration les a oxydés; de plus, la pelote qui presse la hernie, d'abord bombée lorsqu'on vient de la fabriquer, prend bien vite par l'usage une forme aplatie qui la rend moins propre au service qu'on en réclame.

« Nous dirons encore que l'épaisseur du corps de ces bandages, empêche le malade de les garder la nuit et fait une saillie qui s'aperçoit sur les vêtements ; enfin l'enveloppe en peau du ressort se salit rapidement et nécessite une nouvelle garniture très-coûteuse.

« M. Rainal père s'est proposé d'améliorer un appareil aussi imparfait, et, selon nous, a tout à fait réussi.

« Ses bandages se composent essentiellement d'une pelote d'un nouveau système, attachée par une ceinture ordinaire.

« La pelote a d'abord été une plaque métallique emboutie, recevant au centre de la partie concave un levier à bascule ou paillette à quatre branches.

« La plaque était garnie de peau et bien uniformément rembourrée.

« M. Rainal père a depuis employé une pelote en émail ayant la même forme que la précédente et recevant le même levier à bascule.

« La partie convexe de ces pelotes est appliquée directement sur la hernie et la comprime bien plus efficacement que les pelotes aplaties.

« Dans tous les cas, la bascule est fixée au fond de la plaque en émail ou en métal, au moyen d'une goupille traversant un œil pratiqué dans une des quatre branches. Les trois autres branches, partant de la première comme d'un tronc commun, s'épanouissent dans un même plan, à la façon d'un Y ; chaque extrémité des jambages reçoit un bouton destiné à servir d'attache à la ceinture.

« La ceinture est en tissu flexible terminé par une bande de cuir percée de trous.

« Elle est placée dans un fourreau ou gaîne en tissu, que l'on peut laver.

« On voit que cet appareil présente des avantages considérables : il est très-simple de pose et très-facile à régler. On peut varier sa pression et arriver méthodiquement à faire rentrer la hernie dans sa cavité naturelle, ou à la soutenir, lorsqu'elle est irréductible, de manière à s'opposer à son accroissement.

« En modifiant un peu la forme de la pelote, il peut servir à comprimer aussi bien les hernies inguinables, crurales, ombilicales, ou autres.

« La ceinture, ne faisant plus saillie sur le corps, permet de garder le bandage la nuit et ne se voit plus sur les vêtements.

« Le fourreau, que l'on peut remplacer facilement, assure la propreté.

La pression, répartie uniformément sur toute la largeur des reins, ne fatigue plus.

Enfin ces appareils durent plus et coûtent moins cher que les anciens.

« M. Rainal père a également un système de pelote à bascule, dans les ceintures hypogastriques.

« On sait que ces ceintures, si utiles dans les déplacements de l'utérus, gênaient autrefois les malades par leur dimension et par leur poids. M. Rainal père a trouvé le moyen de les réduire considérablement, tout en augmentant leur efficacité par l'action d'un petit levier, placé dans l'appareil, qui permet de varier le point d'appui.

Les bandages herniaires et les ceintures hypogastrigues de M. Rainal père sont jugés ; ils ont reçu l'assentiment des membres élevés du corps médical , et notamment des professeurs et des médecins des hôpitaux.

« Nous avons vu des malades porteurs depuis plusieurs mois des appareils de M. Rainal père, témoigner dans les termes les plus vifs leur enthousiasme. Deux de ces malades, entre autres, qui avaient essayé, pendant plus de dix ans, tous les appareils alors connus, assuraient qu'ils seraient plutôt disposés à payer les bandages sans ressort vingt fois la valeur que d'en employer d'autres.

« Nous avons eu sous les yeux des témoignages authentiques des plus flatteurs, délivrés par les médecins et par les clients, et si nous venons ajouter notre approbation à tant d'autres, c'est que nous pensons qu'il est de notre devoir de contribuer par tous les moyens possibles à faire connaître un appareil destiné à soulager tant de souffrances.

« Il nous reste, messieurs, à vous entretenir des pessaires en émail de M. Rainal père.

« Vous savez que les pessaires ordinaires se détériorent rapidement, échauffent les parties avec lesquelles ils sont en contact, et peuvent devenir des sources de dangers s'ils ne sont très-souvent remplacés.

« Les pessaires en émail de M. Rainal père sont inaltérables, ils n'échauffent pas les parties en contact et ne transforment pas les secrétions des muqueuses en incrustations redoutables ; enfin ils constituent un véritable progrès chirurgical.

« Il nous a paru utile d'appuyer nos dires sur les observations d'hommes essentiellement compétents, tels que MM. les docteurs Béclère, d. m. p., ancien interne des hôpitaux de Paris ; de Custine, docteur de la Faculté de Bruxelles et médecin de la Faculté de Paris. — Voici comment s'exprime M. de Custine, sur les appareils de M. Rainal père : « Lorsqu'il s'agit de donner son opinion sur une découverte qui paraît être utile, on ne saurait trop s'éclairer, soit par des expériences, soit par les personnes qui en font usage. — Les appareils à bascule sans ressort de M. Rainal père doivent faire une grande révolution dans le système des bandages herniaires. D'après les applications diverses que j'ai été à même de faire dans ma clientèle, je n'ai eu qu'à me louer de cette heureuse modification ; en effet que ressentaient les malades qui portaient l'ancien système de bandage à ressort ? Les reins écorchés et entamés, une pression insupportable, notamment dans les fortes chaleurs, des démangeaisons constantes, produites par la garniture du ressort durcie par la transpiration ; le ressort lui-même, qui se cassait assez souvent et entraînait ainsi le patient à des dépenses de renouvellement en pure perte. Maintenant, que ressent la même personne qui, ayant fait usage des anciens bandages, a pu connaître l'appareil à bascule de M. Rainal père ? Un bien-être que peut décrire seule la personne qui fait usage de l'appareil ; plus de pression désagréable dans les reins ; au contraire, la ceinture étant entièrement dépourvue d'acier, douce et moelleuse, les soutient dans la marche et dans les grandes fatigues ; elle est toujours propre en blanchissant le fourreau ; la pelote, par sa convexité même et par la pression graduée que l'on obtient à volonté, maintient admirablement la hernie ; cet appareil est aussi bien construit pour la nuit que pour le jour, et, par cette application constante, guérit ou soulage le malade en peu de temps. — Déjà, depuis longtemps, je suis à même de vérifier et de contrôler la bonté de ce nouveau système conseillé dans ma clientèle ; ceux qui en font usage en sont si satisfaits, qu'ils engagent leurs amis, qui, pour la plupart, étant employés dans des usines ou des administrations de premier ordre, refusent les bandages à ressort que leurs chefs veulent leur donner pour rien, et préfèrent payer de leurs deniers le système de Rainal père ; ceci est le plus bel éloge que je puisse faire de ses appareils, que je mets au-dessus de tout ce qui s'est fait jusqu'à ce jour. — Depuis cette invention, M. Rainal père a créé la pelote en émail, également à bascule, qui donne de très-beaux résultats sous le rapport de la propreté et de la

fraîcheur ; cette pelote est inusable, conserve constamment sa convexité et n'a jamais besoin d'être renouvelée : c'est une garantie de
plus pour le blessé, et qui remplit admirablement son but. — Le pessaire en émail que j'ai prescrit à mes malades est une heureuse invention, et dont les dames sont extrêmement satisfaites. — Il serait
à désirer que toutes les personnes qui ont besoin de recourir à ces
divers appareils pussent être assez heureuses pour connaître ceux de
M. Rainal père, qui sont si utiles sous tous les rapports.

« De Custine,

« Docteur de la Faculté de Bruxelles, et médecin
de la Faculté de Paris. »

APPRÉCIATION DE M. LE DOCTEUR BECLÈRE.

« Le nouveau système à bascule du bandage herniaire de M. Rainal
père constitue toute une révolution dans cet ordre d'appareils.

« En effet, par cette ingénieuse idée de remplacer le ressort par une
simple ceinture, et la pelote par un mécanisme à bascule, M, Rainal
père a rendu son nouveau bandage très-fâcile à porter, soit le jour,
soit la nuit, tout en se dissimulant aussi très-facilement sous les vêtements, et cela sans aucune fatigue pour le malade ; il jouit aussi
d'une énergie beaucoup plus puissante que l'ancien bandage.

« M. Rainal père, en faisant faire un grand progrès à la fabrication
des bandages, a en même temps rendu un signalé service aux personnes atteintes de hernies ; ainsi que nous venons de l'indiquer , ses
nouveaux bandages, en maintenant plus exactement réduites les hernies de tous les genres, facilitent la guérison de toutes les hernies des
enfants, et d'un très-grand nombre de celles des adultes qui ne font
que commencer.

« Pour notre compte particulier, voilà environ dix ans que nous
recommandons l'emploi de ces bandages ainsi modifiés ; et nous
avons constamment vu tous nos clients, soit guéris de leurs hernies
commençantes, ou du moins accorder une grande préférence aux
bandages Rainal, qui réussissent parfaitement à maintenir la hernie
exactement réduite, et cela tout en permettant au malade les mouvements les plus étendus et les plus variés.

« Le même système s'applique également aux hernies ombilicales, qui se trouvent tout aussi facilement, soit guéries, soit réduites, que les hernies inguinales et crurales.

« M. Rainal père a aussi fait subir des modifications non moins heureuses aux ceintures hypogastriques, en appliquant son système à bascule à ces précieux appareils, qui rendent de si grands services dans les descentes et les renversements de la matrice.

« Les pessaires ont aussi été l'objet de la sollicitude de M. Rainal père, en substituant l'émail au caouchouc.

« Par cette simple innovation, ces nouveaux appareils ne fatiguent nullement, n'irritent plus les organes, et entretiennent, au contraire, ces derniers dans un bon état de propreté et de fraîcheur ; ils font en quelque sorte un contraste frappant avec les autres pessaires qui, en produisant la décomposition des sécrétions des muqueuses vaginales, déterminent inévitablement de la chaleur, de l'irritation, et souvent même de l'irritation de ces organes.

« M. Rainal père, en modifiant d'une manière si simple, et en même temps si heureuse pour l'humanité, les différents appareils que nous venons de passer si brièvement en revue, mérite les plus grands éloges.

« BECLÈRE,

« Docteur médecin, ancien interne des hôpitaux de Paris. »

« Nous avons vu beaucoup d'autres appareils chez M. Rainal père, tous nous ont paru parfaitement construits, et, si nous avons parlé avec quelques détails des appareils à bascule et des pessaires, c'est à cause de leur nouveauté et de l'importance qu'en peu de temps leur consommation a acquise. — Pour Paris et la province seulement, il est sorti, l'année dernière, des magasins de M. Rainal père, plus de 10,000 appareils à bascule et environ 1,500 pessaires en émail.— M. Rainal père est donc un homme utile ; il a su, en s'aidant de la science d'observation, élever l'art du bandagiste ; il a rendu ainsi de grands services qui le recommandent tout particulièrement à votre attention.

« Le rapporteur de la commission,

« C. CALLAUD,

« Ingénieur. »

HOTEL DE VILLE DE PARIS.

—

SOCIÉTÉ DES SCIENCES INDUSTRIELLES

ARTS ET BELLES—LETTRES DE PARIS.

Présidence de M. GENDRÉ, vice-président;

Vice-présidents : MM. le docteur marquis DU PLANTY et Adolphe LANGLEBERT,
chevaliers de la Légion d'honneur.

Séance du 27 *septembre* 1861.

RAPPORT

SUR LE NOUVEAU SYSTÈME DE BANDAGES, CEINTURES HYPOGASTRIQUES,
ET SUR LES PESSAIRES ÉMAILLÉS DE M. RAINAL PÈRE.

« Messieurs,

« Il y a six mois à peine que **M.** Rainal père était encouragé par vous et recevait le prix de ses inventions chirurgicales. Depuis ce temps, de nouveaux brevets pour diverses inventions ou perfectionnements témoignent du zèle de ce laborieux chirurgien herniaire.

« Vous vous rappelez, messieurs, que les nouveaux appareils de M. Rainal père n'ont plus de ressorts, et qu'au moyen d'un ingénieux système de bascule, on parvient à comprimer sûrement les hernies, quelle qu'en soit l'espèce ou l'ancienneté, et parfois même à les guérir radicalement.

« Les avantages que présentent déjà ces bandages sont une *pression soutenue et graduée*, une *diminution de poids et de volume*, une *efficacité complète*; enfin, une *durée indéfinie jointe au bon marché excessif*.

« Quant aux *ceintures hypogastriques* de M. Rainal père, elles ont reçu l'assentiment des membres élevés du corps médical, notamment de professeurs et médecins des hôpitaux.

« De même que dans les appareils herniaires de ce bandagiste, la pression, dans ces ceintures, si utile dans les déplacements de l'utérus, s'obtient au moyen d'un levier caché, permettant de varier le point d'appui.

« Par une disposition ingénieuse particulière, on peut varier de bas en haut et de haut en bas le point où l'appareil doit presser spécialement.

« Il semblait, messieurs, que l'art du bandagiste avait dit son dernier mot sur les pessaires ronds creux, ronds et ovales creux, ronds et ovales à cuvette, etc., de cet habile bandagiste, et nous croyons pouvoir dire que ces instruments ne présentent aucun des inconvénients des mêmes appareils, sous le rapport hygiénique.

« En effet, les pessaires ordinaires durent peu, s'altèrent vite, échauffent promptement les parties avec lesquelles ils sont en contact, se désorganisent, transforment les sécrétions des muqueuses des organes génito-urinaires en véritables incrustations, sources de dangers et de maladies ; en un mot, sont le plus souvent plus nuisibles qu'utiles.

« Les pessaires de M. Rainal père sont *indestructibles*, par conséquent inaltérables ; ils n'échauffent point les parties en contact ; d'une imperméabilité complète par l'émail qui les recouvre, ils ne transforment point les sécrétions des muqueuses en incrustations redoutables, enfin ils constituent un véritable progrès chirurgical.

« Aussi, messieurs, votre commission se fait-elle un devoir d'engager vivement les médecins et les sages-femmes à adresser leurs malades à l'établissement de M. Rainal père, sûrs qu'ils y trouveront autant de talent et de bienveillance que de conscience et d'honorabilité.

« Ils rencontreront dans madame Rainal une personne qui s'acquitte avec talent et précision de l'application des pessaires, opération parfois si pénible pour la pudeur des dames.

« M. Rainal père a aussi imaginé des pelotes indestructibles pour les bandages à bascules destinés à maintenir les hernies crurales, inguinales, ombilicales, etc. Tous ces appareils ont l'avantage de bien maintenir les hernies, d'être frais sur la peau, et, chez les enfants, de ne pas s'altérer en quelques jours par le contact de l'urine : on sait que, le plus souvent, quinze jours suffisent à un enfant pour mettre hors d'usage le bandage le mieux fait. Ainsi disparaissent à jamais les inconvénients des pelotes ordinaires, qui irritent les parties, s'imbibent de transpiration, s'altèrent et s'usent promptement.

« Plus de quatre cents certificats de malades et un grand nombre d'attestations médicales prouvent les avantages des appareils de

M. Rainal père. Selon nous, ce sont là des faits qui parlent plus haut que toutes les appréciations qui ne reposent que sur la théorie.

« Nous croyons, messieurs, que M. Rainal père, fournisseur des hôpitaux français et étrangers depuis de longues années, et qui s'est consacré exclusivement à la spécialité des bandages, mérite nos encouragements et nos suffrages. Aussi avons-nous l'honneur de vous proposer de lui décerner une récompense digne de son mérite.

« M. le docteur marquis du Planty, notre savant et honoré confrère, partage complétement l'opinion de votre commission et déclare que notre Société doit encourager dignement un si habile praticien.

« Récompense : *Médaille d'or*.

« Le rapporteur,

« Dr B. LUNEL.

« Les commissaires,

« D^r marquis DUPLANTY, CATON, chevaliers de la Légion d'honneur ; MINGAUD, DU GARD, Dr BOURDONNAIS. »

Il n'est pas sans intérêt de connaître l'opinion de messieurs les médecins sur l'efficacité des appareils à bascule sans ressort.

« Je ne saurais trop vous louer de votre découverte simple et qui donne de si
« beaux résultats. J'ai guéri radicalement, il y a trois ans, une jeune personne
« de dix-huit ans, d'une hernie volumineuse, et guérie si complétement qu'elle
« a pu se marier et accoucher, sans qu'il y paraisse rien.
« Jusqu'à présent, je redoutais d'appliquer un bandage, maintenant j'en
« cherche l'occasion. — Si vous avez besoin de témoignages, je vous prie de
« penser à moi.
« J'ai attendû quinze jours pour voir les résultats, ils sont très-beaux ; le vieil-
« lard est très-heureux, à quatre-vingts ans, de se voir sans infirmités, et l'en-
« fant qu'on ne pouvait soulager par d'autres appareils, supporte le vôtre avec
« gaieté.   « LEFRANG,
« médecin à Mons en Laonnais (Aisne). »

« J'ai déjà eu tant à me louer de vos appareils à bascule, que je m'adresse à
« vous avec confiance pour un bas élastique.
« SOYER,
« médecin à Guiscard (Oise). »

« Je suis très-satisfait de l'appareil que vous m'avez envoyé, il remplit par-
« faitement le but auquel je le destinais.   « CARRADE,
« Docteur à Soual l'Estap (Tarn). »

« Mon client garde l'appareil que vous m'avez envoyé le 12 octobre dernier,
« il lui va très-bien et tient la hernie réduite.
« COSTE,
« Docteur à Brioude (Haute-Loire). »

« Depuis deux ans, pour la première fois que j'ai fait usage d'une ceinture à
« bascule, je me trouve beaucoup mieux. Je vous félicite : cet appareil est salu-
« taire et de durée.   « CLÉMENT SERREAU,
« Ouvrier forgeron, Poitiers (Vienne). »

« Je vous adresse le montant de la ceinture à bascule, que vous avez eu l'obli-
« geance de me faire confectionner, et dont je suis on ne peut plus satisfait; je
« l'ai envoyée à la personne.   « PRIEUR,
« Médecin en chef de l'hôpital de Gray. »

« J'ai été très-content de la ceinture que vous m'avez envoyée; veuillez, s'il
« vous plaît, m'en envoyer une autre par la poste, pour enfant de sept mois.
« EUG. GOENÉUTTE,
« Pharmacien, St-Omer (Pas-de-Calais). »

« Je trouve ici à appliquer votre excellent appareil à bascule, et je m'empresse
« de vous faire une nouvelle commande.
« MAGNIÉ,
« Docteur au grand établissement d'Eugénie-les-Bains (Landes). »

« J'ai vu fonctionner votre ceinture à bascule sans ressort, j'en suis très-
« satisfait, je vous prie de m'en envoyer une n° 5, côté gauche.
« LANELONGUE,
« Docteur à Casseuil (Gironde). »

« Ci-joint un mandat de poste pour l'excellente ceinture double que j'ai reçue
« dernièrement de vous.   « BAVEREL,
« Docteur à Morteau (Doubs). »

« Je suis très-satisfait de votre premier envoi, je vous adresse un mandat de
« poste pour le payer. Je vous prie en même temps, de m'envoyer par retour du
« courrier une ceinture double n° 1, sous-cuisse adhérent.
« ROCHEFORT,
« Docteur à Tribehou (Manche). »

« Grâce à votre appareil, je suis parfaitement guéri depuis six mois, je ne le
« porte plus, et je n'ai rien senti, quoique je porte de fortes charges. Vous
« pourrez insérer ma guérison dans votre prospectus si bon vous semble.
« AVRANEK PALMIR,
« Menuisier à Bassuet (Marne). »

« Je ne puis me dispenser ici de vous exprimer toute ma reconnaissance pour
« le bien-être que j'ai ressenti depuis le jour où j'ai commencé à me servir de
« votre appareil à bascule. Quelle différence, grand Dieu! avec les autres sys-
« tèmes de bandages, quel heureux perfectionnement et que d'atroces souffrances
« épargnées à ceux qui sont atteints de hernies.

« A. SOUDRY,

« Cultivateur à Thiétreville (Seine-Inférieure). »

« La dame pour laquelle j'ai demandé un appareil paraît très-contente ; elle
« dit que c'est beaucoup plus doux que les ressorts en fer.

« AUBERT,

« A Dolancourt. »

« Votre invention est infiniment précieuse, elle a guéri radicalement une
« hernie.

« MARQUETTE,

« A Orthez. »

« Toutes les personnes que je vous ai adressées n'ont qu'à se louer de votre
« appareil aussi ingénieux que simple.

« MOREL,

« Docteur à Rollampont (Haute-Marne). »

« Dans vos appareils, votre ingénieux système à bascule réunit au plus haut
« degré de perfection la théorie des forces. Cette bascule à trois branches tirées
« par trois forces égales, vers un centre commun, agissent en directions diffé-
« rentes, et qui se neutralisent : il en résulte que la résistance de forces se
« trouve réduite à zéro, et que la pression exercée sur la pelote fait que celle-
« ci se trouve intacte, immobile, n'agissant pas plus d'un côté que de l'autre,
« mais d'une façon pleine vers un centre commun, qui est ce qu'on appelle le
« point d'appui ; ce qui constitue, au point de vue l'art, un véritable progrès.

« P....,

« A Montmorillon (Vienne). »

« J'ai été à même d'apprécier vos appareils, dont je me plais à reconnaître la
« bonté et les avantages.

« POUGAUD,

« Docteur à Bordeaux (Gironde). »

« Je vous prie de m'envoyer 6 ceintures simples et 6 doubles ; tous ceux à qui
« j'en ai vendu en sont très-contents.

« ROGIER,

« Pharmacien à Beaune (Côte-d'Or). »

« Je me plais à constater que M. Rainal père a placé à l'hôtel-Dieu de Blois
« plusieurs appareils ingénieux, de son invention, et qu'ils m'ont paru satisfaire
« complétement à toutes les exigences.

« BASCHET,

« Chirurgien en chef de l'hôtel-Dieu, à Blois (Loir-et-Cher). »

« J'ai l'avantage de vous annoncer que mes clients se trouvent très-bien de
« l'usage de vos bandages à bascule, et, selon moi, vous avez obtenu une heu-
« reuse modification.

« LAROCHE,

« Docteur à Gondrin (Gers). »

« Je vous félicite sur votre système de bandage qui s'applique parfaitement à
« mon malade, lequel ne pouvait supporter l'ancien bandage à lame de fer, et
« qui est dans l'enchantement de son acquisition.

« GENETREAU,
« Docteur à Ménitré (Maine-et-Loire). »

« Je profite d'une nouvelle demande pour vous assurer que j'adopte votre
« système de bandage, que je mets bien au-dessus de ceux dont je me suis servi
« jusqu'à ce jour.   « RAMBAUD,

« Docteur à Neuilly en Thelle (Oise). »

« Le bandage va bien, il me paraît beaucoup plus commode que ceux connus
« jusqu'à ce jour. Je ne doute nullement que le résultat de son emploi ne soit
« très-satisfaisant.   « BRACHON,

« Docteur à Favernay (Haute-Saône). »

« Veuillez m'adresser, contre le mandat de poste ci-joint, une ceinture double
« pour enfant. J'ai été très-satisfait de votre premier envoi, le succès a été
« complet.   « ADAM,

« Docteur-médecin à Falloires (Haute-Savoie). »

« La personne à qui j'ai appliqué votre ceinture à bascule s'en trouve très-
« bien.   « SERRES,

« Docteur à Caudecoste (Lot-et-Garonne). »

« Très-satisfait de la ceinture à bascule double pour enfant que vous m'avez
« envoyée il y a quelque temps ; je m'adresse à vous pour en avoir d'autres.

« POREAU,
« Docteur à Doué-la-Fontaine (Maine-et-Loire).

« Les deux ceintures à bascule que vous expédiez vont bien, les malades sont
« forts contents.   « BEAUDÉANT,

« Docteur à Lucq (Basses-Pyrénées). »

« Je vois avec plaisir que chez vous la philanthropie est la compagne d'un
« talent que j'ai su apprécier depuis longtemps.

« DAVESNE,
« Docteur à Ris-Orangis (Seine-et-Oise). »

« Je suis très-content de votre ceinture ombilicale. C'est la première fois que
« je fais des affaires avec votre maison, mais ce ne sera point la dernière.

« LOUARN,
« Docteur à Audierne (Finistère). »

« Je suis fort content de vos ceintures. Veuillez m'en envoyer une pour en-
« fant n° 6.   « RICHARD,

« Docteur à Montmélian (Savoie). »

« Votre invention me paraît appelée à un légitime succès, je crois pouvoir
« vous dire que je vous remettrai prochainement à contribution, je suis très-
« content de votre ceinture double à bascule et mon client également, ce qui
« suffit pour la preuve.   « JUHEL,

« Docteur à Gavray (Manche). »

« Je vous prie de m'envoyer au plus tôt deux ceintures à bascule simple,
« sans ressort. C'est le meilleur éloge que je puis faire de celui que je vous ai
« déjà commandé.   « MONTAGNAC,
« Docteur à Casteljaloux (Lot-et-Garonne).

« Je suis très-content de la façon dont fonctionnent vos ceintures à bascule ;
« l'absence du ressort, qui fatigue tant le malade, est inappréciable.
« BERGERET,
« Docteur à la Motte d'Aveillans (Isère). »

« J'ai reçu la ceinture n° 5 cadet que vous avez eu la complaisance de m'en-
« voyer ; je l'ai placée et j'en ai été content.   « LETOUZÉ,
« Docteur à Saint-Lô (Manche). »

« Ci-joint un mandat de poste pour l'excellente ceinture double pour enfant
« que j'ai reçue de vous le 28 juillet dernier.
« LASALZEDE,
« Docteur à Issoire (Puy-de-Dôme). »

« La personne pour laquelle vous m'avez adressé une ceinture hypogastrique
« à bascule paraît très-contente.   « VALLÉE,
« Docteur à Noyant (Maine-et-Loire). »

« Je saisis cette occasion de vous dire pour la seconde fois que je suis extrê-
« mement satisfait de votre nouveau bandage que je crois destiné à rendre de
« bien grands services.   « LESTANG,
« Docteur à Villamblard (Dordogne). »

« Je suis satisfait de la manière dont votre ceinture fonctionne. Je l'emploie
« pour la première fois.   « MASSART,
« Docteur à la Roche-sur-Yon (Vendée). »

« Je vous prie de m'envoyer une nouvelle ceinture à bascule ; la personne à
« qui j'ai donné la première en est satisfaite.   « MATHON,
« Docteur à Bonvignies (Pas-de-Calais). »

« La ceinture hypogastrique à bascule remplit, je crois, bien le but qu'on se
« propose d'atteindre, la dame qui en fait usage s'en trouve bien.
« LACAZE,
« Docteur à Château-Thierry (Aisne). »

« La ceinture à bascule que je vous ai demandée pour un de mes clients
« m'a donné un résultat tellement satisfaisant, que je ne puis m'empêcher de
« vous en remercier.   « MORA,
« Docteur à la Ferté-Chevresis (Aisne). »

« Combien coûterait une ceinture double à bascule, système dont j'approuve
« de plus en plus l'utilité ?   « DUSOUL,
« Médecin en chef de l'hôpital de Melle-S.-B. (Deux-Sèvres). »

« J'ai reçu votre bandage herniaire sans ressort, mon client en est très-
« content.   « RITH,
« Docteur à Ornans (Doubs). »

APPAREILS EN CAOUTCHOUC.

Pessaire à air, Gariel.

Ce pessaire est d'un usage fréquent et tend de plus en plus à se vulgariser. Il a subi un changement notable dans la forme de l'insufflateur; il est disposé de manière à fournir un jet d'air continu. Cette

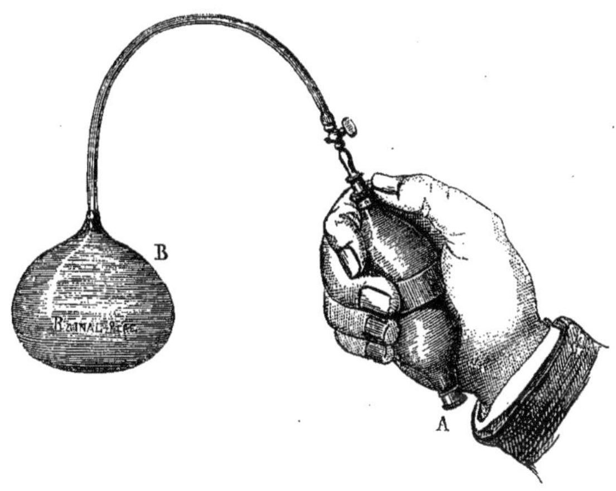

Nº 11.

prise d'air a lieu par l'orifice A, garni intérieurement d'une double soupape ; après chaque pression exécutée successivement sur la boule, l'air traverse le tube et passe dans le pessaire sans qu'il soit nécessaire de retirer l'insufflateur, comme cela se pratiquait avec l'ancien système.

Appareil contre la chute du rectum, plaque en émail

(breveté), DE RAINAL PÈRE.

Lorsque la chute de la membrane interne du rectum est récente, la tumeur à laquelle elle donne lieu est peu volumineuse; elle rentre spontanément par l'effet d'une légère pression ou après que le malade a été à la garde-robe. Quand elle est ancienne et parvenue à un certain degré, la tumeur reste habituellement au dehors. Cette tumeur, exposée ainsi au contact des vêtements, à des pressions, à des

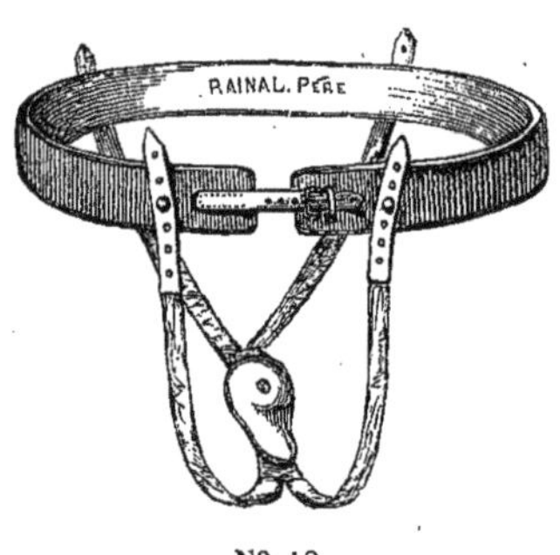

N° 12.

frottements réitérés, augmente de volume, et le malade qui est atteint de cette maladie éprouve de grandes souffrances.

L'appareil que nous avons construit pour remédier à cette infirmité consiste en une ceinture en tissu, faisant le tour des hanches et se bouclant sur le milieu; une pelote en émail, destinée à maintenir le rectum en place, est munie de deux sous-cuisses à ses extrémités; ces sous-cuisses viennent se fixer à la ceinture, sur le devant de chaque côté du pubis, et sur le derrière de la ceinture. Un petit ressort placé sur la plaque exerce une pression légère et uniforme.

Urinal de nuit en caoutchouc pour femme.

Jusqu'à ce jour aucun urinal pour femme n'était disposé convenablement pour servir la nuit, les parties étaient mal contenues dans une poche prenant la forme du vagin. Cet appareil devenait complétement

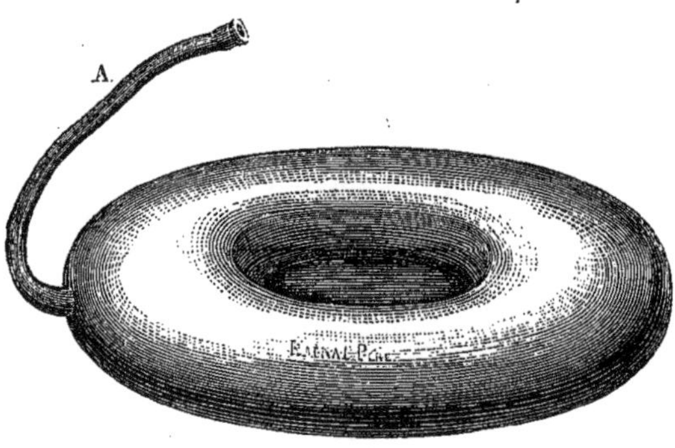

N° 13.

inutile lorsque la femme était couchée. Pour remédier à cet inconvénient, nous avons fait, sur les indications du docteur Boureau, un appareil fort simple et très-ingénieux, (*fig.* 13, n° 15). Il se compose d'un coussin rond en caoutchouc, que l'on

gonfle d'air au moyen du tube, A, fixé sur un des côtés de l'appareil; le milieu est évidé et représente une cavité ronde de $0^m,10$ de profondeur sur un diamètre de $0^m,20$. Cet appareil, qui est tout en caoutchouc, sert de coussin en même temps que d'urinal, et se place dans le milieu du lit, de façon que le malade posé dessus puisse aller facilement à la selle sans se déranger.

Urinal en caoutchouc pour homme.

Un certain nombre d'appareils ont été inventés pour contenir les urines que laissent échapper les personnes atteintes d'incontinence. Mais la plupart de ces urinaux laissent beaucoup à désirer. Celui qui est représenté figure n° 14 convient le mieux pour homme. Il est composé

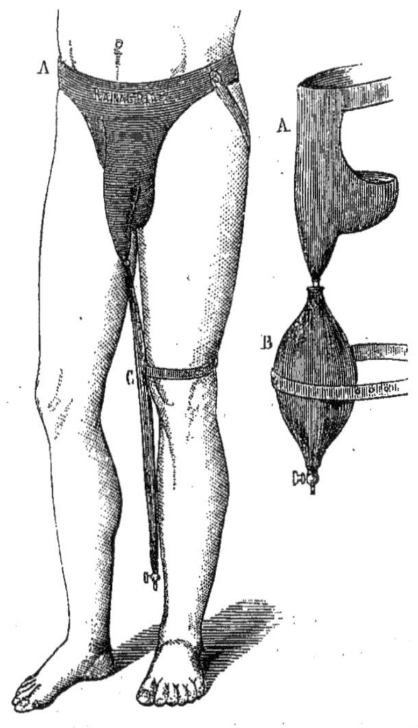

N° 14.

d'une poche en caoutchouc, A, munie de deux sous-cuisses, faisant l'office de suspensoir et dans laquelle se trouvent maintenues les parties génitales; d'un récipient, B, servant de réservoir et contenant le liquide. Cet appareil, grâce à une soupape intérieure que nous avons fait adapter à la partie supérieure du réservoir au niveau de l'ajutage, permet de s'en servir le jour et la nuit. Cette soupape a pour but d'empêcher le liquide de remonter dans la poche A, lorsque le malade est dans une position horizontale. Cet appareil, tout en caoutchouc, remplit bien le but que l'on veut atteindre. Le réservoir C est destiné aux personnes qui voyagent ou sont continuellement en marche; il descend jusqu'à la cheville, ce qui permet de vider la poche sans se déshabiller.

Alèze.

Cet appareil est destiné aux personnes atteintes de paralysie, et qui, par suite, se trouvent dans l'impossibilité de quitter le lit pour satisfaire à des besoins naturels. Il se compose d'une feuille de caoutchouc,

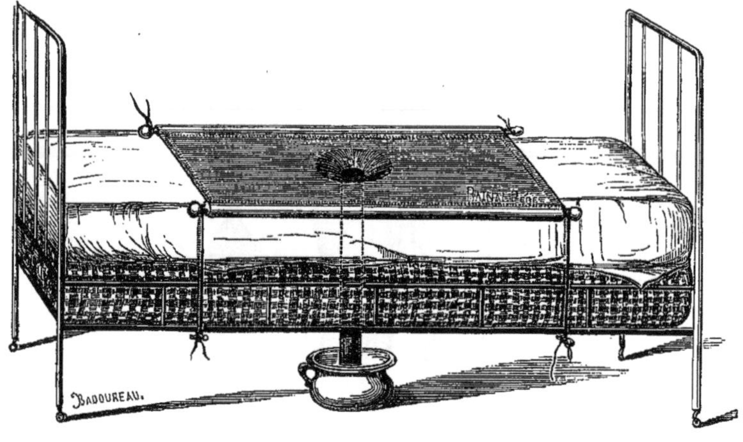

No 15.

large de 0ᵐ,80 sur 1 mètre de long, que l'on étend en travers sur le lit. La cavité pratiquée au milieu est destinée à recevoir les matières qui, passant par un tube traversant le matelas, tombent dans un vase placé sous le lit. Cet appareil, tout en caoutchouc, est facile à nettoyer.

Bas pour varices en tissus élastiques.

Les bas pour varices se font de tissus élastiques, de peau de chien et de coutil.

Les bas tissus élastiques sont préférables à ceux fabriqués de peau de

chien et coutil, en ce sens qu'ils exercent une pression beaucoup plus
uniforme et plus régulière sur tout le membre, et qu'on est dispensé de
le lacer, ce qui en rend l'usage plus agréable et plus commode.

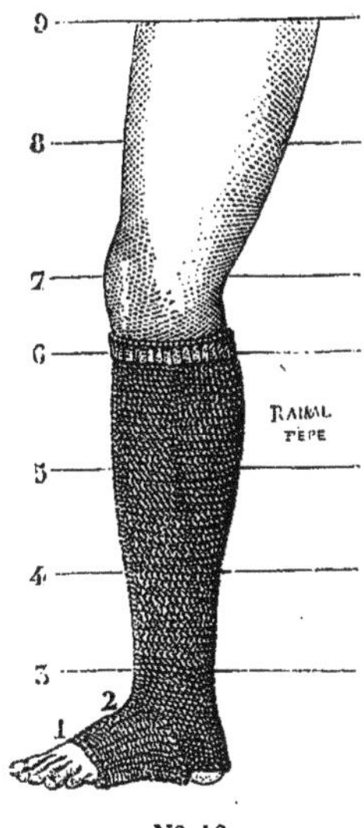

N° 16.

Mesures à prendre.— Indiquer exactement la circonférence de la jambe
correspondant à chacun des numéros placés en regard de la figure.

Bas ordinaire élastique. . . . n° 1 à 6.
  »   à genou . . . . n° 1 à 8.
  »   à cuissard. . . . . n° 1 à 9.
Mollet. . . . . n° 3 à 6.
Chaussette . . . . n° 1 à 4.
Genouillère. . . . . n° 6 à 8.

Matelas hydrostatiques.

D'une construction simple, faciles à transporter, ils sont disposés de
manière à se placer sur un lit quelconque sans avoir besoin de cadre ;
ils peuvent contenir de l'eau ou de l'air à toute température. Leur
enveloppe, faite d'une feuille de caoutchouc vulcanisé, est capitonnée.

Elle possède ainsi une élasticité uniforme, suffisante pour supporter le
malade. Les proportions différentes que l'on peut donner au matelas
de cette sorte se prêtent à toutes les variétés d'applications locales ou

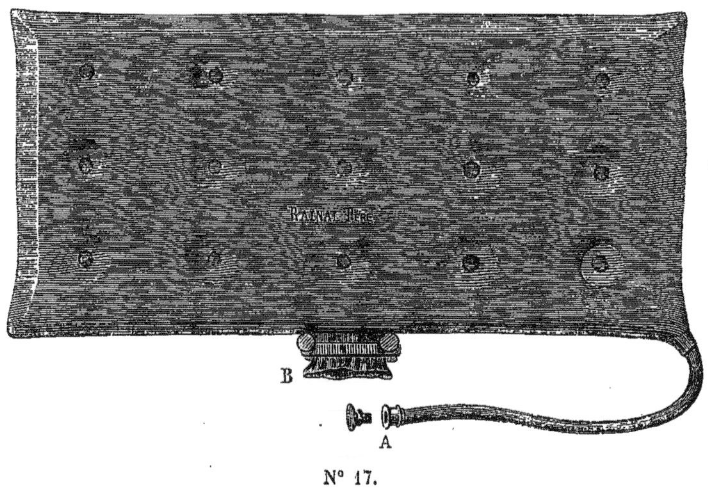

N° 17.

générales. L'eau est introduite à l'aide d'un entonnoir par le tube A,
placé à un des coins du matelas ; l'orifice B, fermé au moyen d'une vis,
permet au liquide de s'échapper du matelas avec plus d'abondance
que par le tube A, lorsque l'appareil a besoin d'être changé d'eau.

APPAREILS D'ORTHOPÉDIE.

Appareil contre l'onanisme, plaque en émail (breveté),

La pratique de l'onanisme est très-répandue chez les enfants de l'un et de l'autre sexe. C'est une habitude presque générale dans les pen-

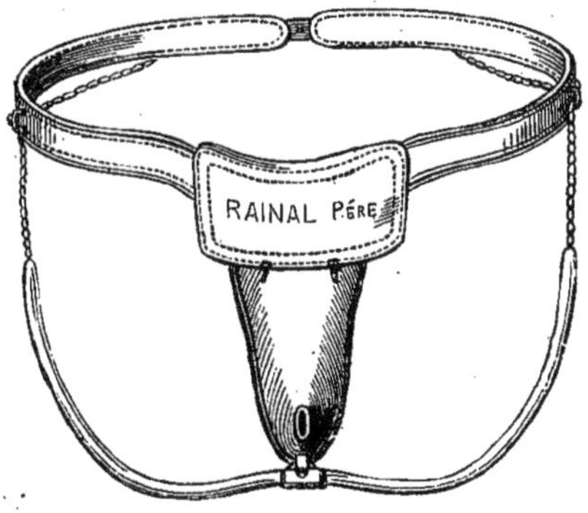

N° 18.

sions et les colléges ; les enfants vivant dans leur famille n'en sont pas exempts. Dans le but d'empêcher ces enfants d'abuser d'eux-mêmes,

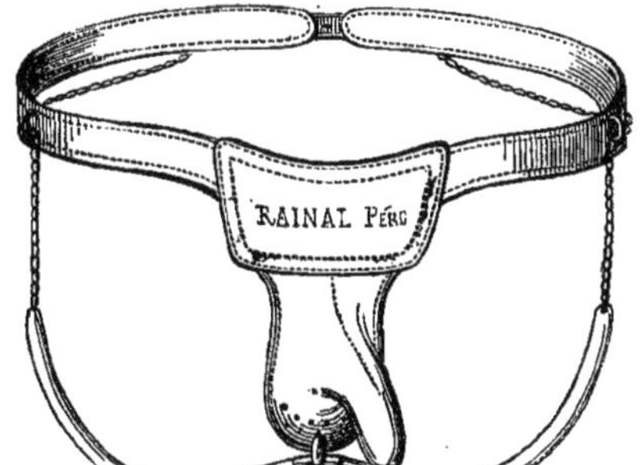

N° 19.

nous avons construit des appareils d'une grande simplicité, qui, tout en empêchant ces malheureux de se livrer à leur funeste habitude, les laissent libres de leurs mouvements. Cet appareil se dissimule très-bien sous les vêtements, il sert le jour et la nuit, et les enfants qui en sont munis ne peuvent, quoi qu'ils fassent, porter leurs mains sur les organes génitaux.

Description de l'appareil pour les deux sexes et son application.

Cet appareil se compose d'une ceinture métallique très-flexible, fortement rembourrée de laine à son intérieur, recouverte de peau à la partie extérieure et s'adaptant exactement aux contours des crêtes iliaques. Sur le milieu de la ceinture est fixée une plaque en émail, en melchior ou en argent, ayant la forme des organes génitaux, destinée à emprisonner la verge chez les garçons, le vagin et la vulve chez les petites filles; deux sous-cuisses attachées au bas de la plaque partent de chaque côté des cuisses, et, passant par un anneau situé sur les côtés de la ceinture, viennent se joindre à la partie antéro-postérieure de cette même ceinture, où elles sont maintenues ainsi que le cercle pelvien, au moyen d'un petit cadenas.

Mesure à prendre. — Indiquer la circonférence du corps au niveau des crêtes iliaques.

Appareil applicable à la suite du traitement du pied bot, équin varus.

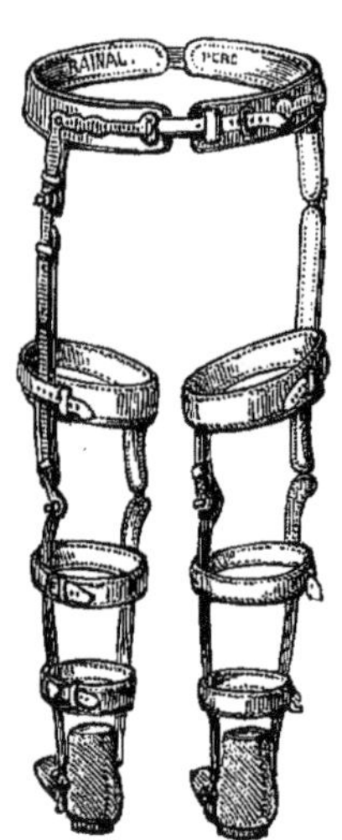

N° 20.

Cet appareil, représenté double, complète le traitement du pied bot équin varus; il est employé lorsque les enfants commencent à marcher; les deux parties qui le composent peuvent se séparer l'une de l'autre et s'appliquer isolément. On complète la ceinture pelvienne de manière à fournir un point d'appui résistant sur la hanche du côté sain.

Les montants internes et externes sont munis de coulisses, ce qui permet de rallonger l'appareil lorsque l'enfant grandit.

Cet appareil, que l'on peut trouver compliqué au premier abord, parce qu'il est double et composé de deux tuteurs pour chaque membre, présente, à cause même de cette disposition, qui assure mieux son application, les conditions favorables pour agir avec efficacité.

Mesures à prendre. — Les mêmes que pour l'appareil à déviation du genou (p. 36, *fig.* 23).

Pied bot à engrenage.

Cet appareil se compose d'une tige laté-rale fixée à une semelle en bois, à laquelle un double engrenage, placé à la cheville, permet les mouvements qu'on veut lui imprimer; une courroie située au niveau des orteils maintient le pied sur la se-melle.

Le mécanisme à engrenages immobilise les articulations; il a l'avantage d'être applicable à toutes les variétés de pieds bots, *varus*, *équin* et *valgus;* il permet de faire mouvoir les pièces du montant de la semelle aussi bien d'un côté que de l'autre, de sorte que le même appareil peut entraîner le pied dans l'abduction ou l'adduction, élever ou abaisser la pointe.

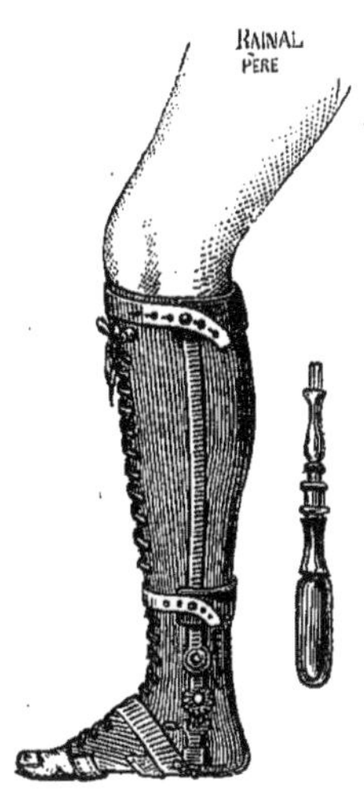

N° 21.

Appareil à vis de rappel pour le redressement du pied bot, équin varus.

Cet appareil est très-souvent employé, et l'on en obtient d'heureux résultats. La semelle de bois, qui est la partie la plus importante de l'appareil, est divisée dans son milieu par une articulation transversale à double mouvement, c'est-à-dire disposée de telle sorte, que la partie antérieure peut être portée, dans l'ad-duction ou l'abduction, suivant un plan hori-zontal, ou pivoter en même temps sur elle-même, autour d'un axe médian, de façon que l'un des bords latéraux soit élevé, tandis que l'autre est abaissé. Deux vis à marteau, situées au niveau de l'articulation tibio-tarsienne, servent à produire et à régler le mouvement dans chacune de ces directions.

Mesures à prendre pour les appareils pieds bot, équin, varus ou valgus, à engrenage ou à vis de rappel. — Hauteur du sol au centre de la che-ville; — du centre de la cheville au centre du

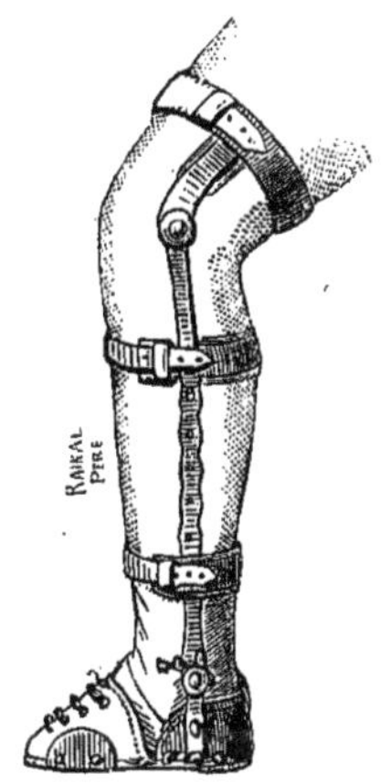

N° 22.

genou; — du centre du genou à la partie moyenne de la cuisse; — les circonférences du bas de la jambe; — du cou-de-pied par la plante et par le talon; — du mollet; — du genou; — de la cuisse; — longueur du pied; — indiquer le côté du membre droit ou gauche; quelques détails sur la conformation.

Lorsque l'on peut obtenir le moulage du membre, cela est préférable.

MOULAGE.

On graisse la partie que l'on veut mouler, soit avec de l'huile, soit avec un autre corps gras; on divise la partie à mouler en deux au moyen d'un fil qui sert à séparer le plâtre lorsque celui-ci est suffisamment pris; il se forme par ce moyen deux ou trois coquilles que l'on réunit; après quoi, on graisse l'intérieur de la même façon que la partie que l'on vient de mouler, on coule du plâtre à nouveau, on brise la coquille, et l'on obtient la reproduction exacte du membre.

Appareil à inflexion pour la déviation du genou en dedans.

La figure n° 23 représente le modèle d'appareils à brisure d'inflexion avec mécanisme de redressement, consistant en une charnière munie d'une vis de pression. L'effet de ce mécanisme A est facile à comprendre. Si la vis de pression n'est pas mise en jeu, l'articulation à charnière permet à l'appareil de s'infléchir en dedans, et de suivre la déviation du membre. Quand, au contraire, on fait mouvoir la vis, son extrémité appuie sur la face interne de la tige jambière, à laquelle elle tend à communiquer une impulsion qui aurait pour résultat de la pousser en dedans si le segment inférieur de l'appareil pouvait obéir; mais, par suite du point d'appui que le montant externe trouve sur le bassin et sur le sol, c'est la partie moyenne qui cède à l'action de la vis et qui se trouve ainsi ramenée à la rectitude par une véritable traction latérale, s'exerçant de dedans en dehors.

Mesures à prendre. — Hauteur du sol de la cheville; — de la cheville à l'articulation du genou; — de l'articulation du

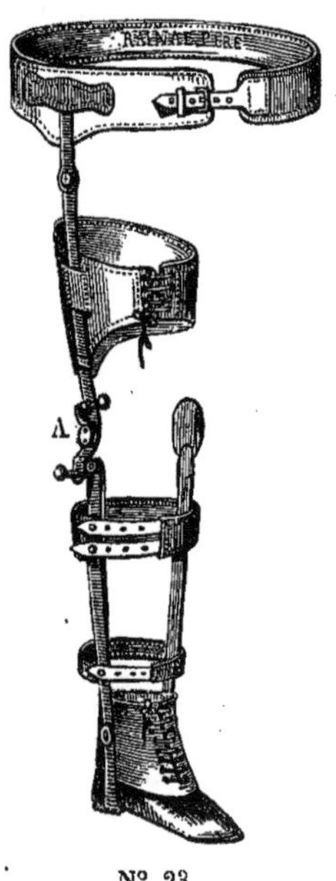

N° 23.

genou à l'articulation coxo-fémorale; — de l'articulation coxo-fémorale aux crêtes iliaques; — de l'articulation du genou au périnée; — circonférence du bassin; — de la cuisse à la partie supérieure et à la partie moyenne; — du genou; — du mollet; — du bas de la jambe; — des malléoles; — une chaussure montée en première ou cousue.

Appareil à force élastique pour la paralysie des muscles extenseurs de la jambe.

Cet appareil diffère peu de celui que nous avons établi pour les fractures mal consolidées de la rotule. Le mécanisme de cet appareil repose sur l'emploi d'une forte pièce de tissu en caoutchouc tendu en avant du genou. Les tuteurs latéraux sont assujettis au membre par quatre embrasses, deux pour la cuisse, deux pour la jambe; le pied est maintenu

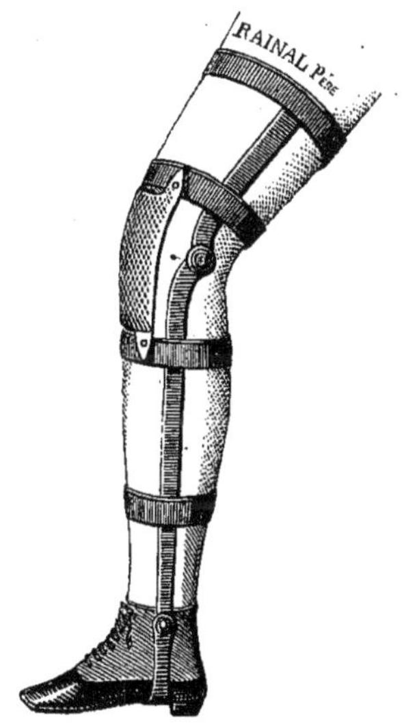

Nº 24.

dans une bottine supportée par un étrier. Cet appareil d'une grande simplicité remplace avantageusement par le système de caoutchouc appliqué sur le genou, les ressorts en spirale employés jusqu'à présent pour produire l'extension.

Mesures à prendre. — Hauteur du sol à la cheville; — de la cheville à l'articulation du genou; — de l'articulation du genou à mi-cuisse; — circonférence des malléoles; — du bas de la jambe; — du mollet; — du genou; — au-dessous du genou et à mi-cuisse.

Appareil pour le traitement de l'ankylose du genou,

DE RAINAL PÈRE.

Nous avons construit un appareil pour la rupture lente et progressive
de l'ankylose du genou. Il est disposé de manière à permettre l'extension et la flexion du membre ankylosé : il diffère de celui décrit
page 39 , figure n° 26, en ce que les deux montants sont divisés au milieu de leur longueur en deux parties réunies par une double coulisse

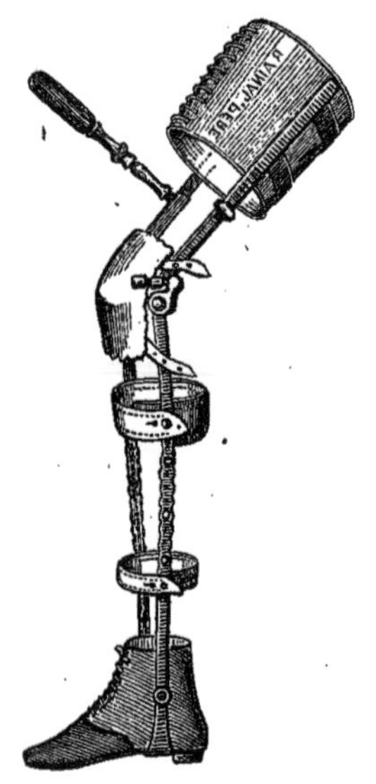

N° 25.

de rallonge, mue par un pignon placé de chaque côté de l'appareil
immédiatement au-dessus du genou, et qui permet d'exercer de fortes
tractions dans le sens de la longueur. Une vis de rappel, placée à l'articulation, remplace l'engrenage de l'appareil précédent; une genouillère
fixée par des courroies presse sur la partie antérieure du genou; à l'endroit des malléoles, est placé un mécanisme permettant de rallonger
ou raccourcir l'appareil, selon les besoins du traitement. Il est terminé
par une bottine supportée par un étrier.

Appareil à engrenage pour l'ankylose
du genou.

Cet appareil se compose d'un cuissard, lacé à la cuisse, muni de deux montants interne et externe adaptés à un étrier placé dans une bottine. Une molletière sert de point d'appui à la partie inférieure du membre. L'articulation du genou est munie d'une vis sans fin, mobile à l'aide d'une clef adoptée sur la face externe de l'extrémité de l'un des tuteurs,

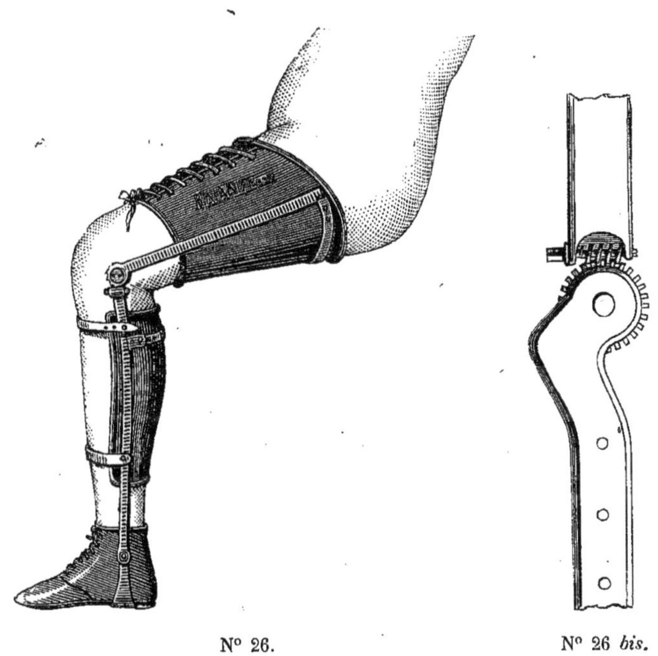

N° 26.   N° 26 *bis.*

et mordant sur une roue dentée, A, fixée sur l'extrémité correspondante de l'autre tuteur. Avec cette clef il est facile de régler progressivement et chaque jour la force de la traction pendant l'exercice du membre, qui se trouve en même temps soutenu et à l'abri de tout mouvement dangereux. — Mesures à prendre : les mêmes que pour l'appareil figure 24, page 37.

Appareil pour les fractures de la rotule mal consolidées.

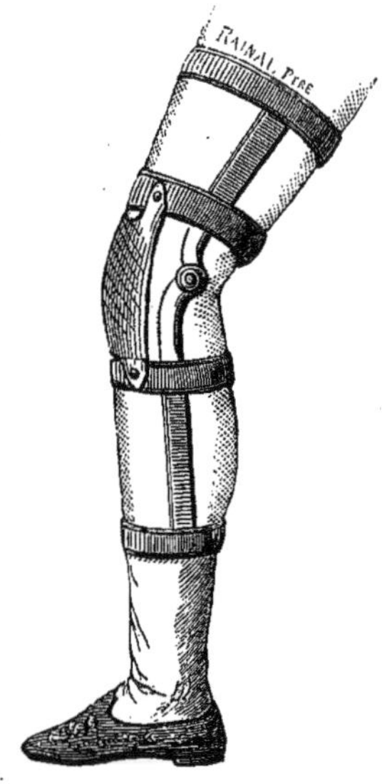

N° 27.

Cet appareil est destiné à soutenir le membre pendant la marche.

Il a pour effet de s'opposer à la flexion spontanée de l'articulation du genou.

Bien combiné, il ne gêne en rien les mouvements et permet au blessé de vaquer à ses occupations ordinaires.

Les mesures à prendre sont les mêmes que pour l'appareil contre la paralysie des muscles extenseurs de la jambe (*fig*, 24, page 37).

Appareil pour les déviations légères de la jambe,

MODÈLE RAINAL PÈRE.

Nous avons imaginé cet appareil pour les enfants atteints de courbure du tibia. Cet appareil très-simple se compose d'un tuteur muni à son

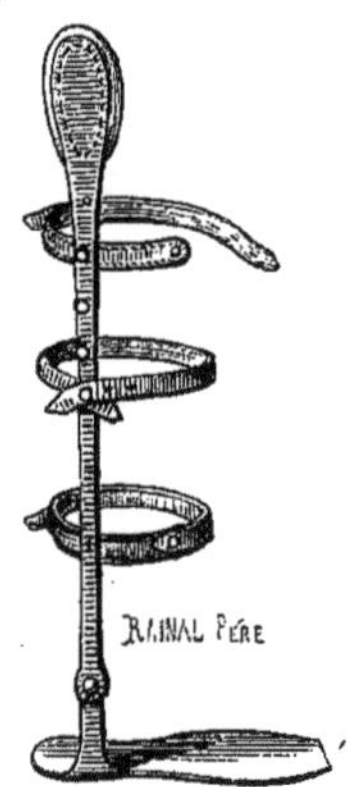

N° 28.

extrémité supérieure d'une pelote servant de point de résistance sur le côté interne et externe du jarret, suivant que la déviation existe en dedans ou en dehors. La traction s'opère en sens inverse de la courbure au moyen de courroies fixées à des boutons rivés sur le tuteur. Un étrier supportant une semelle en fer et s'adaptant dans une bottine termine l'appareil.

Mesures à prendre.

Circonférence des malléoles ;
        —   du mollet ;
        —   du jarret ;
        —   du pied.

Hauteur du sol à la cheville ; de la cheville au genou.

Pseudarthrose de la cuisse.

Cet appareil a été imaginé pour obtenir l'extension dans le traitement des affections chroniques de l'articulation coxo-fémorale.

Les montants de la partie fémorale sont divisés au niveau de leur partie moyenne de manière que les deux fractions de chaque montant glissent à frottement l'une sur l'autre dans une coulisse à crémaillère A

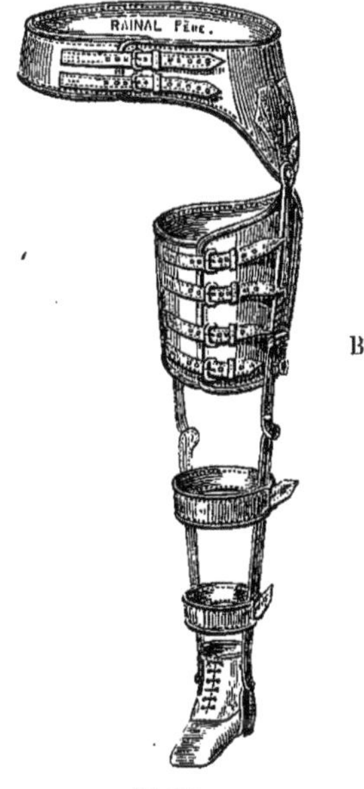

N° 29.

dont le jeu peut être arrêté par une vis de pression B. — Il remplit bien le but, qui est de restituer au membre une solidité suffisante pour rendre son application aussi exacte que possible, il faut recourir au moulage. — Les mesures à prendre sont les mêmes que pour l'appareil (*fig.* 23, page 36 de ce catalogue).

Appareil pour le traitement de la coxalgie.

Cet appareil a été construit en vue de maintenir solidement les surfaces articulaires en rapport, et afin de prévenir tout déplacement lorsque le malade atteint de coxalgie commence à marcher. Cet appareil est donc destiné à supporter le poids du corps pendant la station et, par suite, à épargner aux surfaces articulaires des pressions douloureuses. Pour amener peu à peu l'abaissement du membre, les deux montants présentent au milieu de la cuisse une coulisse B à crémaillère qui permet, au moyen d'une clef A, d'exercer l'extension ou la contre-extension. Cet appareil a été appliqué avec succès dans tous les cas de coxalgie.

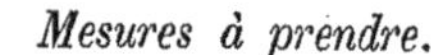

Mesures à prendre.

Hauteur du sol à la cheville;
— du centre de la cheville au centre du genou;
— du centre du genou au pli de l'aine;
— du centre du genou au centre de l'articulation coxo-fémorale;
— du centre de l'articulation coxo-fémorale à la taille;
— de la taille au-dessus des bras;
— du dessous des bras à l'articulation coxo-fémorale.

Circonférence de la jambe;
— du mollet;
— du genou;
— de la cuisse au pli de l'aine;
— de la taille;
— du bassin.

Donner une chaussure montée en première; indiquer le côté malade; donner en longueur les différences qui existent entre le membre sain et le membre malade.

N° 30.

Appareil de nuit pour le traitement de la coxalgie.

Cet appareil est disposé pour exécuter l'extension sans imposer une immobilité absolue; il est applicable dans la dernière période de la

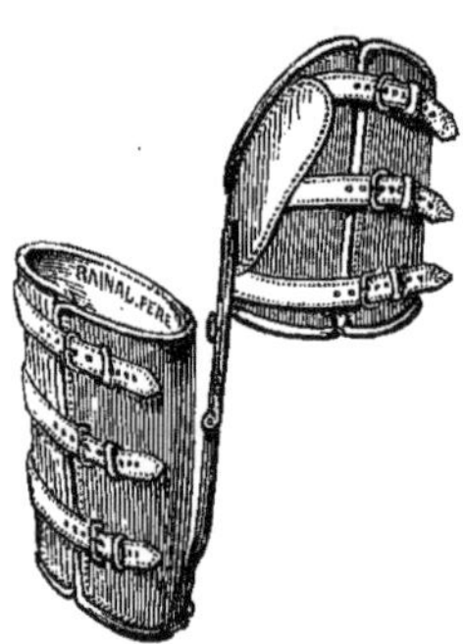

coxalgie pendant la nuit, avec un appareil à tuteur porté pendant le jour. Il est léger, peu embarrassant et d'une application facile : son usage suffisamment prolongé est susceptible de diminuer notablement le raccourcissement et la déviation qui suivent la coxalgie.

Le malade faisant usage de l'appareil de jour ne peut se dispenser de porter l'appareil de nuit, sans quoi le membre serait disposé à reprendre sa position défectueuse et à perdre la nuit le rallongement qu'il aurait acquis le jour.

N° 31.

Appareil du docteur Bouvier

(traitement de la coxalgie).

Cet appareil se compose d'une grande pièce de cuir moulé, rembourré à l'intérieur, formant deux valves que l'on rapproche au moyen d'un lacet. Il embrasse le bassin tout entier et la cuisse du côté affecté jusqu'au-dessus du genou ; il est applicable au début de la coxalgie

N° 32.

N° 33.

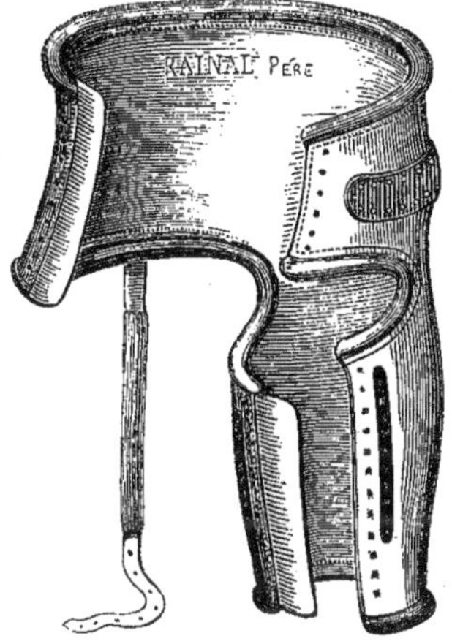

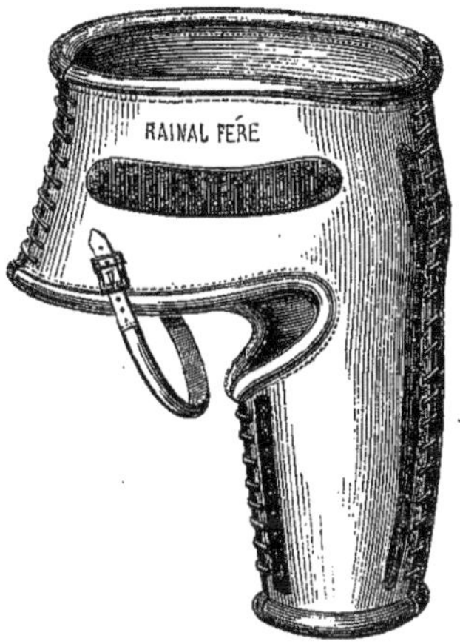

Appareil avant l'application.

Appareil après l'application.

lorsqu'il suffit de maintenir les surfaces articulaires, ou à la fin, lorsque le redressement a été obtenu. — Pour la confection de cet appareil, il est indispensable d'avoir le moulage du bassin et de la cuisse affectée jusqu'au-dessus du genou.

Appareil à sellette.

Cet appareil est destiné aux personnes affectées de raccourcissement des membres inférieurs. Il est applicable à la suite des ankiloses, des

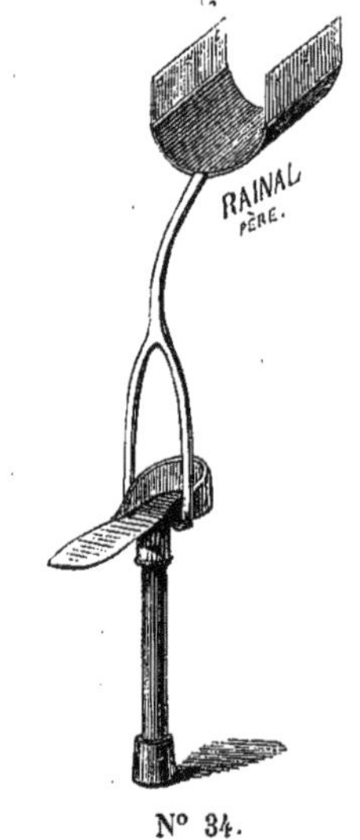

N° 34.

phocomélies, etc. Le point d'appui est pris au tiers inférieur de la cuisse, ce qui est de beaucoup préférable à celui pris sur la tubérosité de l'ischion. Les personnes munies de cet appareil peuvent vaquer à leurs affaires avec une grande facilité.

Mesures à prendre.

Longueur de l'ischion au milieu du genou ;
— du genou au bord externe du pied.
Donner les longueurs de la jambe saine ;
— la hauteur du raccourcissement.

Cuissard à Pilon, MODÈLE RAINAL PÈRE.

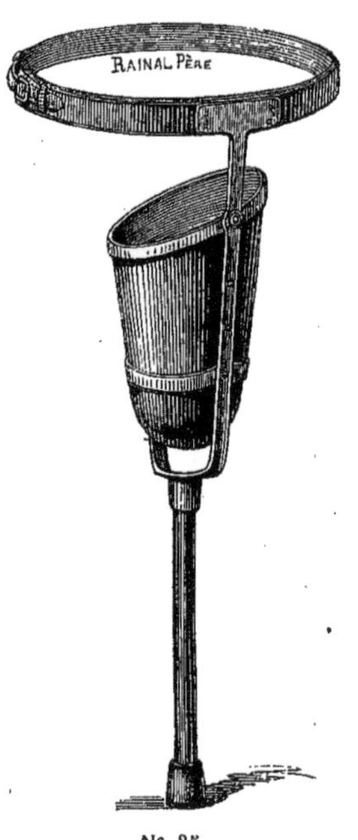

N° 35.

Cet appareil se compose d'un cuissard en cuir moulé, relié aux deux montants latéraux par une embrasse placée à la partie supérieure et inférieure du cuissard. Un fort bourrelet situé sur le côté interne du cône sert de solide point d'appui à la tubérosité de l'ischion. Le montant externe, se prolongeant, est articulé à la hanche et maintenu par une ceinture entourant le bassin. Un pilon solidement fixé au cuissard termine l'appareil.

Ce genre de cuissard remplace avantageusement celui en bois employé jusqu'à présent ; il est moins lourd et s'adapte mieux sur le moignon, tout étant aussi solide que le précédent. Nous avons créé ce modèle intermédiaire pour les amputés auxquels leur peu de fortune ne permet pas de se pourvoir de la jambe avec pied artificiel d'un prix toujours très-élevé.

Nous faisons aussi ce cuissard articulé avec point d'arrêt et verrou permettant de ployer la jambe à volonté.

Pour les mesures à prendre, voir figure 37.

Amputation de la cuisse. (JAMBE ARTIFICIELLE.)

Des jambes artificielles sont fabriquées journellement en vue de faciliter la marche d'une personne dont la cuisse a été amputée.

La jambe articulée, représentée par la figure ci-contre, est d'un usage commode et peu fatigant.

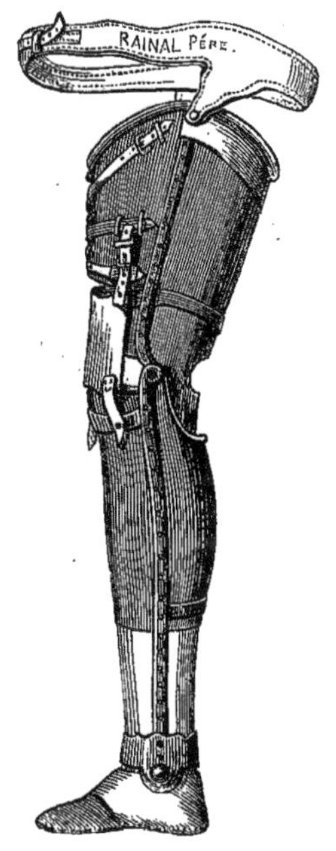

Nº 36.

Cet appareil est muni d'une ceinture faisant le tour du bassin, reliée à la hanche et au cuissard au moyen de l'articulation d'un jambard complet et d'un pied articulé. — Une bande en tissu élastique placée sur le genou permet la marche par la flexion de l'articulation du genou.

Pour confectionner une jambe qui ne laisse rien à désirer, le moulage exact de la jambe valide et celui du moignon sont nécessaires.

Voir pour les mesures à prendre, page 46, figure 37.

Mesures à prendre pour les jambes artificielles.

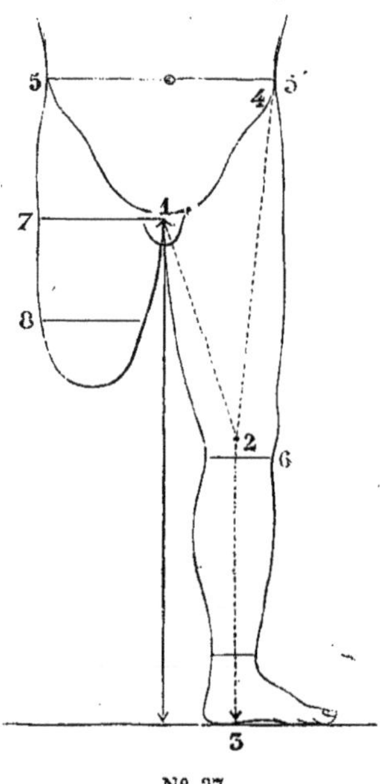

N° 37.

Donner la longueur du membre sain, de l'ischion 1, jusqu'au milieu du genou, 2.

Du milieu du genou, 2, jusqu'au sol, 3.

De l'articulation coxo-fémorale, 4, jusqu'au milieu du genou, 2.

Circonférence du bassin, 5.

    —   au-dessous du genou, 6.

    —   au-dessus de la malléole.

Longueur et circonférence du pied.

Mesures du côté du membre amputé.

Hauteur de l'ischion au sol.

Circonférence du haut de la cuisse, 7.

    —   du haut du moignon, 8.

Longueur du moignon.

Cette mesure peut servir pour les jambes artificielles dans les amputations susmalléolaires.

Faire mouler le moignon et donner une chaussure.

Appareil pour l'amputation malléolaire et sus-malléolaire.

Cet appareil est d'une construction très-simple et en même temps solide ; les malades qui en font usage s'en servent avec la plus grande facilité, et il est très-difficile de s'apercevoir de la substitution.

L'appareil se compose d'une jambe en cuir moulé, soutenue de chaque côté par deux branches d'acier, à l'extrémité desquelles vient s'adapter un pied artificiel. — L'appareil est retenu à la cuisse par un cercle d'acier légèrement rembourré.

Pour les mesures à prendre voir la figure précédente (37).

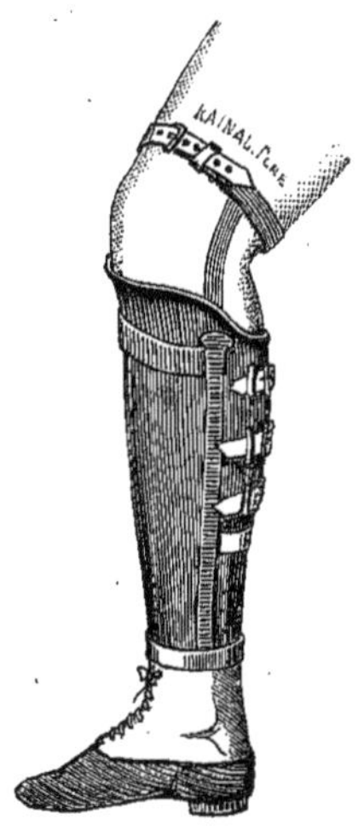

N° 38.

Mesures à prendre pour les appareils à marcher sur le genou.

Longueur de A à B.
—   de B à C.
—   de C au sol D.
Circonférence de la ceinture E.
—   du haut de la cuisse.
—   au-dessus du genou.
—   du moignon.
Diamètre transversal du genou FF.

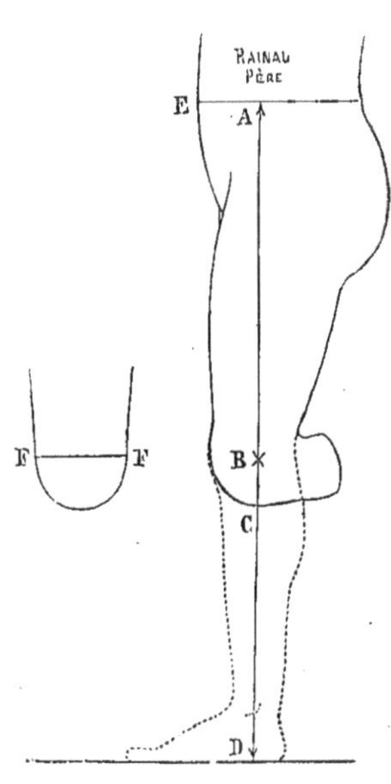

N° 39.

Désarticulation coxo-fémorale.

Cet appareil se compose d'une coque contournant toute la circonfé-rence du bassin sur lequel elle est exactement moulée. Le cuissard, le jambier et le pied artificiel ressemblent exactement à ceux que l'on emploie pour l'amputation de la cuisse. Cet appareil assure une sta-

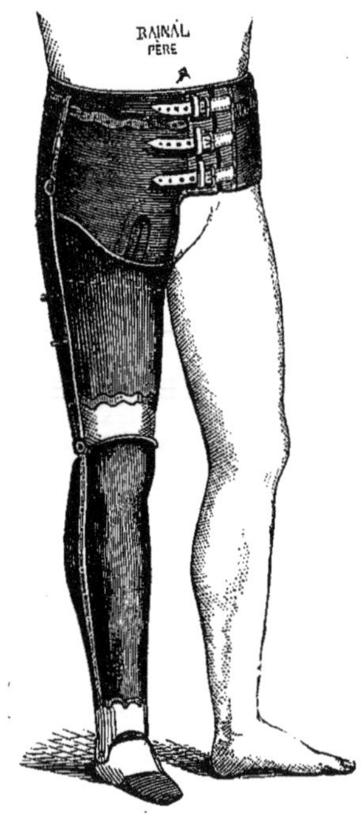

N° 40.

bilité aussi complète que possible pour la station debout, la marche et la position assise. Le membre artificiel est toujours rigide pour la marche qui s'exécute par des mouvements d'ondulations du tronc, il ne fléchit que pour la position assise.

Pour la confection de cet appareil, le moulage est indispensable.

Appareil pour les déviations de la taille.

Il est formé d'un cercle métallique en acier, souple et léger, rembourré à sa partie interne et s'adaptant exactement à la forme des hanches : deux tuteurs latéraux, placés de chaque côté de la ceinture, se terminent par un croissant sur lequel viennent reposer les aisselles ; un mécanisme placé à l'extrémité des tuteurs permet de les raccourcir ou de les rallonger à volonté ; l'extrémité antérieure des croissants porte une bretelle qui vient s'attacher sur les côtés de la ceinture, afin de porter les épaules en arrière et de laisser la poitrine entièrement libre.

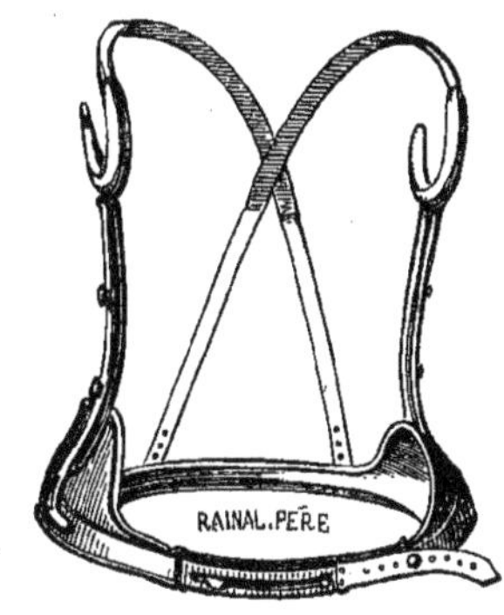

N° 41.

Mesures à prendre. — Circonférence du bassin et du dessous des bras ; hauteur du creux de l'aisselle au bassin ; distance d'une hanche à l'autre par derrière ; indiquer le côté de la déviation.

Appareil pour la déviation symptomatique du rachis et le mal de Pott commençant.

Il est composé d'une ceinture métallique bien matelassée faisant le tour du bassin ; deux tuteurs latéraux se terminent par des crosses sous-axillaires ; un tuteur médian est placé sur la partie postérieure de la ceinture ; il est muni, à son extrémité supérieure, d'un cercle légèrement rembourré, afin de rendre la pression moins douloureuse.

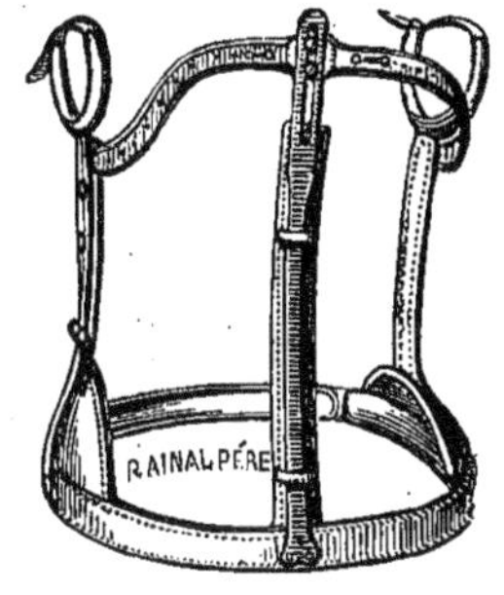

N° 42.

Cet appareil a pour effet de soutenir le tronc, en soulageant l'épine dorsale du poids des parties supérieures du corps.

Mêmes mesures à prendre que pour le précédent.

Cuirasse pour le traitement du mal de Pott.

Cet appareil, composé de cuir moulé, forme une enveloppe au tronc en s'étendant aussi bien en avant qu'en arrière, depuis les hanches jusqu'au-dessous des aisselles, et cambré exactement sur un moule de plâtre reproduisant la forme du corps ; on a soin d'effacer préalablement la saillie formée par la déviation ; de cette façon l'appareil exerce une pression constante sur la partie que l'on veut modifier. Les deux demi-cuirasses sont garnies d'une peau douce à l'intérieur et renforcées à l'extérieur de quelques lames d'acier ; en outre, la cuirasse est percée

N° 44.

N° 43.

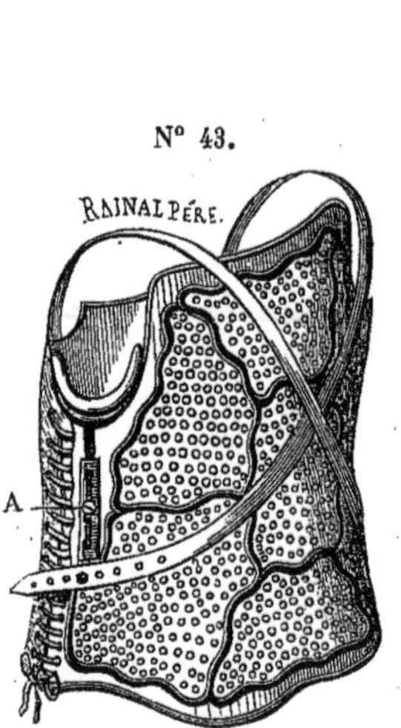

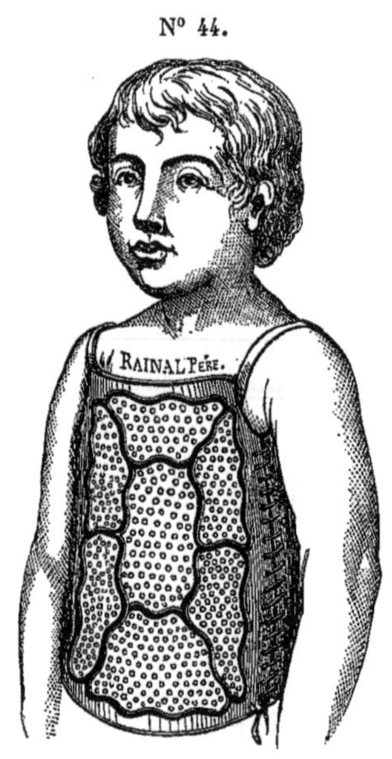

Avant l'application.   Appareil appliqué.

d'une multitude de trous, afin d'alléger l'appareil et d'éviter la concentration de la chaleur. Deux tuteurs sont placés de chaque côté de la cuirasse ; ils sont contenus dans une boîte à coulisse et terminés par des béquillons destinés à soutenir les aisselles ; deux courroies légèrement rembourrées, fixées à l'une des extrémités des béquillons, doivent, après avoir remonté par-dessus les épaules, se croiser sur la face dorsale et se fixer ensuite sur un bouton placé de chaque côté des tuteurs ; ces courroies ont pour but de rejeter les épaules en arrière et de soutenir l'appareil.

Le moulage *exact* du sujet est indispensable pour la confection de cet appareil.

Appareil pour les déviations du rachis.

Nous avons imaginé cet appareil pour une jeune fille de seize ans, atteinte d'une déviation du rachis, avec double courbure. La tête de l'humérus fortement projetée en avant par suite de l'incurvation de la colonne vertébrale à sa partie supérieure amène une saillie assez considérable de la partie inférieure de l'omoplate. Le but que voulait atteindre le docteur Lannelongues était celui-ci : exercer sur la tête de l'humérus une pression assez forte, de manière à obtenir un mouvement de bascule d'avant en arrière, en prenant le point d'appui sur la crête postérieure de l'omoplate. Nous sommes parvenu à établir un appareil qui, tout en remplissant les indications demandées, ne gêne en rien le développement du thorax.

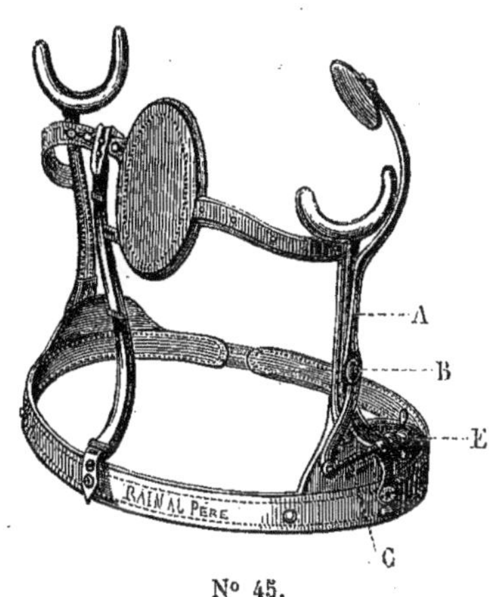

N° 45.

Cet appareil se compose d'une ceinture en acier très-flexible, bien matelassée, s'adaptant exactement aux contours du bassin, garnie sur les côtés de forts goussets de peau, prenant un large point d'appui sur les hanches. Deux tuteurs latéraux à rallonge, munis de crosses sous-axillaires, terminées par des attaches formant épaulettes, viennent se fixer à des boutons placés sur les côtés du corset. Une tige d'acier, A, munie d'une pelote à son extrémité, est fixée sur le milieu du tuteur par un excentrique B, formant pivot. Cette pelote, légèrement concave, vient se placer en avant de l'épaule sur la crête de l'humérus. On augmente ou l'on diminue la pression au moyen d'une longue vis C, traversant un barillet fixé sur le tuteur; on serre à volonté, au moyen d'une clef E, munie d'un curseur ; il suffit de tourner cette clef pour exercer une pression directe sur la crête de l'humérus, le point d'appui étant pris sur la partie inférieure de l'omoplate, par une pelote bien rembourrée fixée à un tuteur dorsal.

Corset à pressions élastiques.

Nous employons ces corsets pour les jeunes personnes chez lesquelles se manifeste une tendance à la déviation, par faiblesse musculaire. Cet appareil se compose d'une ceinture pelvienne A, munie à sa partie postérieure d'un tuteur dorsal B, s'articulant au moyen d'un pivot sur la ceinture A ; il est maintenu incliné du côté opposé à la convexité de la courbure sur laquelle est appliquée une bande compressive C, à l'aide de quatre ou cinq bretelles élastiques D, dirigées obliquement de haut en bas et agrafées à des boutons placés sur la ceinture. Nous appliquons avec succès ce système de pressions élastiques dans les cas de paralysie des muscles extenseurs et fléchisseurs de la jambe. — Les mesures nécessaires pour la confection de cet appareil sont les mêmes que les précédentes (*fig.* 41 et 42).

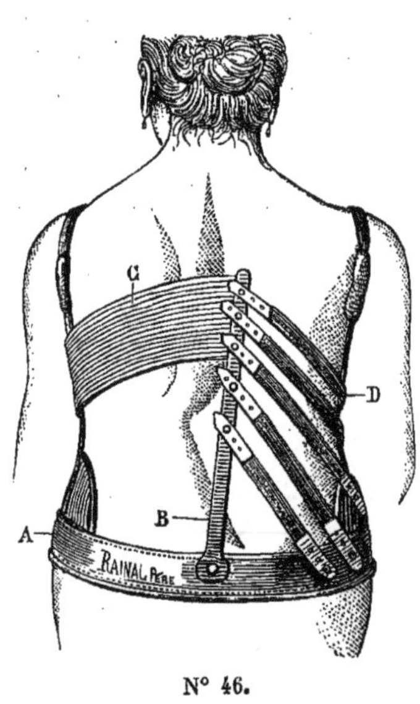

N° 46.

Collier de cuir moulé, contre le torticolis.

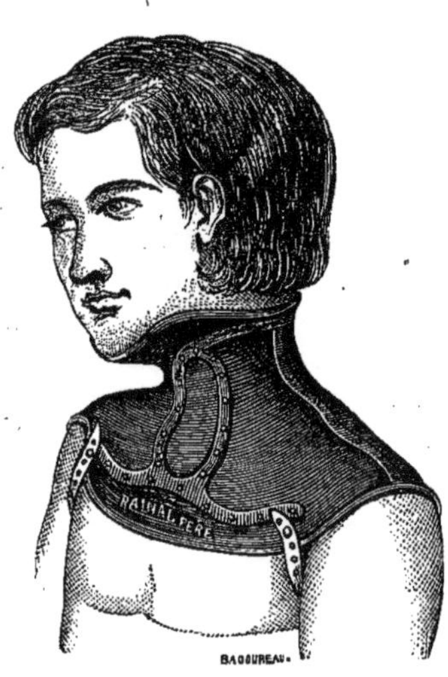

N° 47.

Cet appareil est disposé de manière à maintenir la tête relevée et dans sa position normale.

Il est très-précieux dans le traitement des déviations du cou symptomatiques de lésions diverses.

Cet appareil est très-léger et peu gênant; il est facile à porter sous les vêtements pendant le jour.

Pour la bonne exécution de cet appareil, le moulage du cou doit être opéré dans une situation telle, que toute déviation soit effacée autant que possible.

Gouttière Bonnet, pour l'immobilisation du bassin et des membres inférieurs.

Cet appareil a pour but de maintenir le membre, ainsi que le fragment inférieur, embrassant le bassin ou la partie correspondante du tronc, de manière à en assurer la mobilité pendant les déplacements du corps en totalité.

Cet appareil est composé de deux gouttières complétement isolées, se réunissant au niveau du bassin, sous lequel est ménagée une large

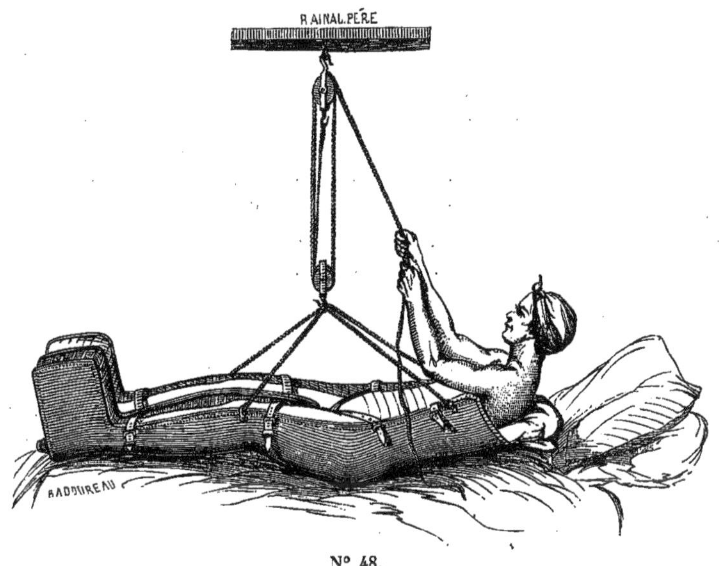

N° 48.

échancrure pour permettre au malade de satisfaire ses besoins naturels; elle est recouverte à son intérieur d'épaisses couches de crin maintenues par du coutil.

Les gouttières de Bonnet sont ingénieusement combinées pour remplir les indications auxquelles elles doivent satisfaire.

Mesures à prendre. — Longueur de l'aisselle à la plante des pieds; — Circonférence du bassin.

Bras artificiel pour l'amputation du bras et de l'avant-bras.

Cet appareil s'applique sur le moignon, lacé ou à l'aide de boucles; il est articulé au coude; la main, qui est faite de bois très-léger, tourne à volonté et prend la position que l'on veut lui donner; les doigts sont articulés à toutes les phalanges, la main et le poignet se démontent et peuvent être remplacés par un crochet, une fourchette ou un couteau;

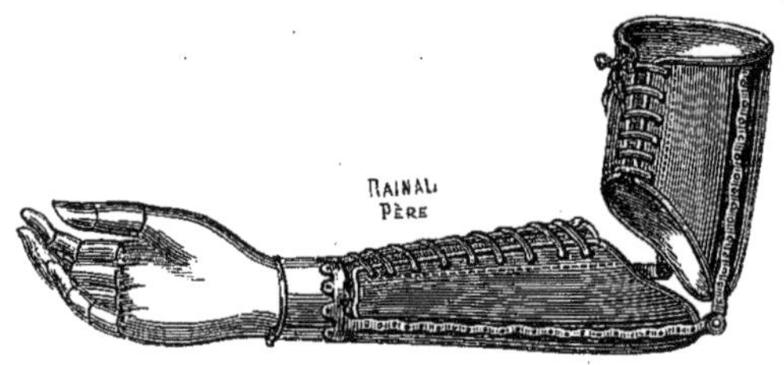

N° 49.

le bras est composé de cuir moulé sur le membre et maintenu de chaque côté par de légères bandes d'acier.

Pour la réussite de cet appareil, il est indispensable d'avoir le moulage du bras entier resté sain, ainsi que le moignon restant jusqu'à l'épaule.

Nous fabriquons aussi des appareils pour les désarticulés de l'épaule.

Bras artificiel.

Cet appareil, plus compliqué que le précédent, permet au sujet d'exécuter les mouvements spontanés de rotation de l'avant-bras et de

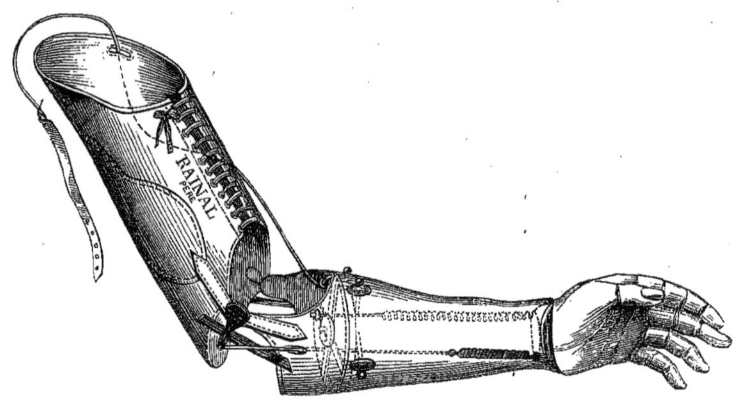

N° 50.

flexion des doigts. La main est en bois de tilleul; les doigts sont articulés et maintenus à demi fléchis par des ressorts, mais ils sont susceptibles de mouvements d'extension.

Bras industriel.

Cet appareil est destiné aux amputés se livrant à des travaux actifs.
Il se compose d'une gaîne de cuir moulée exactement sur l'avant-bras et une partie de l'épaule. Cet appareil est maintenu au tronc par

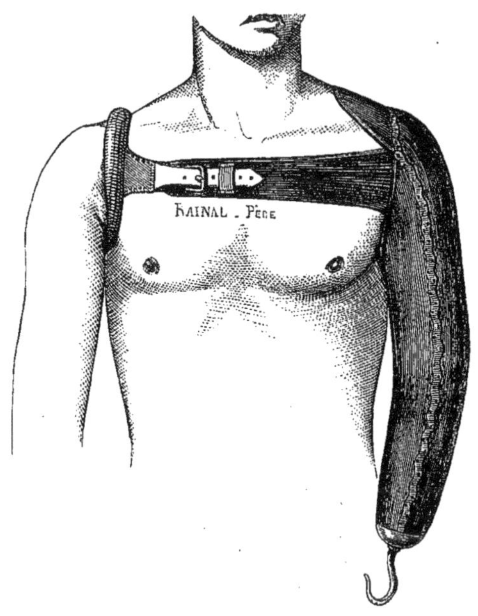

N° 51.

une bande passant en avant et en arrière de la poitrine, et fixée à un bracelet contournant l'épaule.

On peut adapter à la partie inférieure du bras, en remplacement du crochet, un anneau, ce qui permet de se servir d'une pelle, de supporter le brancard d'une brouette, etc.

Nez artificiel.

Quand le nez doit être réparé en totalité, on peut faire tenir l'appareil artificiel sur des branches de lunettes; il peut s'adapter aux parties

si exactement qu'il est presque impossible de s'apercevoir de la substitution. Pour faire un nez qui puisse s'adapter parfaitement aux parties

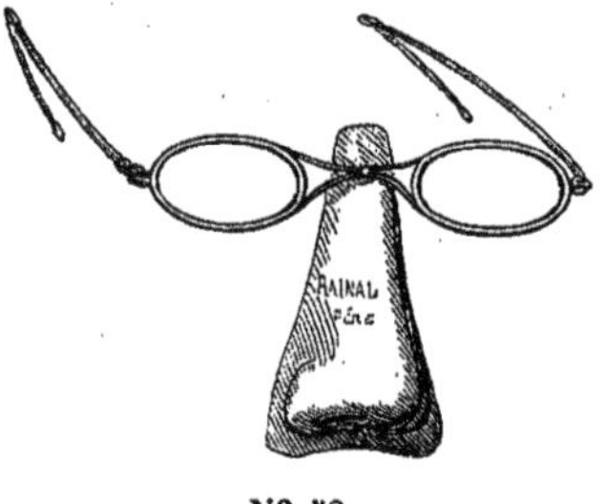

N° 52.

saines, il est indispensable de se procurer pour modèle un moule de
ces parties.

Gouttière de fil de fer pour le membre supérieur et le membre inférieur.

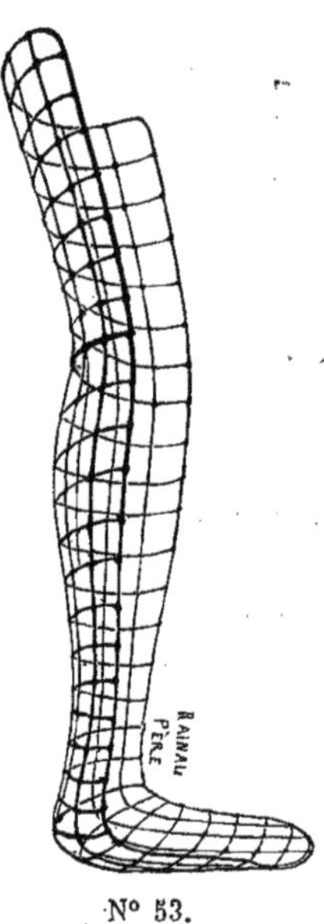

Ces appareils sont composés uniquement de
fil de fer étamé, afin d'éviter la rouille, et
entrelacés en forme de treillis. Leurs bords
sont assez flexibles pour qu'on puisse les rap-
procher à volonté. A travers les larges mailles
on passe des bandes, afin de contenir ou de
suspendre le membre ; le fond de la gouttière
est fortement matelassée.

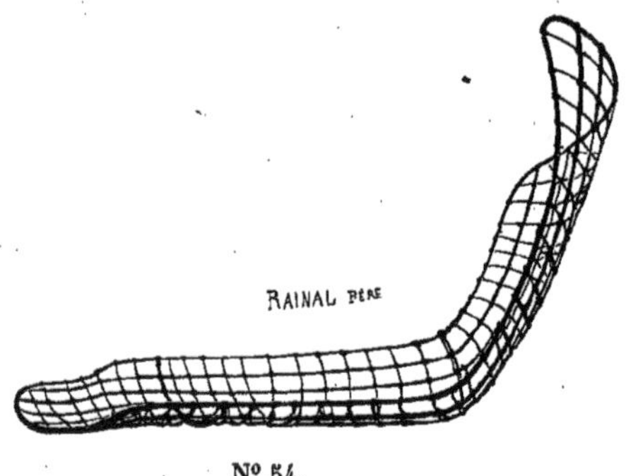

N° 53.   N° 54.

Nous avons soin de fabriquer ces appareils plus larges, et d'accen-
tuer le mieux possible l'endroit des articulations. Ceux que l'on fait

habituellement ont le défaut de s'éloigner par trop de la configuration
du membre en certains points, notamment au niveau du talon qui ne
trouve pas de cavité pour se loger.

Attelles en toile métallique.

On les emploie pour maintenir les membres dans les cas de fractures.
La flexibilité de ces appareils permet de leur faire prendre la forme
que l'on veut leur donner.

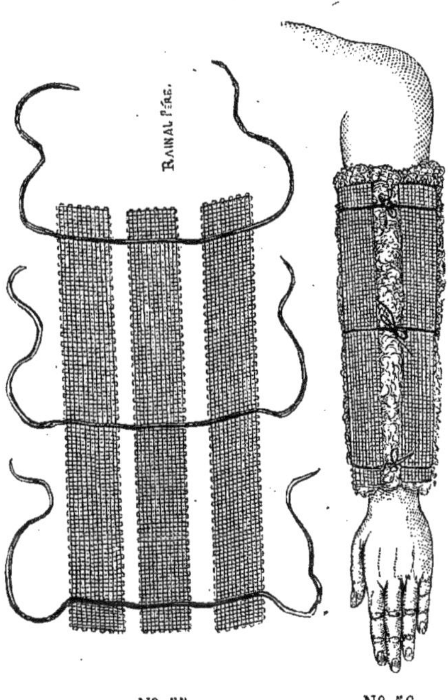

N° 55.   N° 56.

Nous tenons à la disposition de MM. les médecins tous les appareils
à pansement, qu'il est quelquefois difficile de se procurer dans des cas
pressants, tels que attelles en bois ou toile métallique, coussin pour
fracture, appareil de Scultet, bandes en toile, tubes à drainage, gouttières, etc. Nous avons ces articles en assez grande quantité pour ré-
pondre à tous les besoins.

Béquilles, MODÈLE RAINAL PÈRE.

Ces béquilles, faites en bois de frêne, sont d'une grande solidité; les
modifications que nous avons apportées dans la monture en rendent

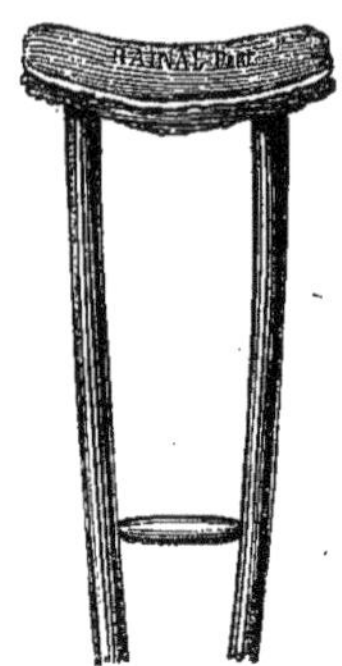

N° 57.

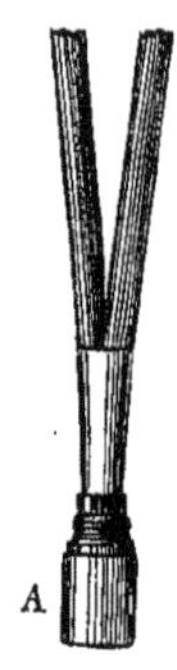

N° 58.

l'usage plus commode et moins fati-gant. La partie inférieure des deux montants réunis est contenue dans un tube conique en cuivre long de 0^m,10, dans lequel vient s'adapter également le pilon, qui est com-plétement recouvert d'un manchon en caoutchouc A. Sa partie infé-rieure, qui touche le sol, devant remplacer les ronds de cuir, est épaisse de 0^m,02. On évite ainsi avec notre procédé le contre-coup dou-loureux qui se produit sous les ais-selles lorsque le blessé appuie sa béquille sur le pavé ; elles ont aussi l'avantage de ne pas glisser sur les endroits unis, tels que les parquets cirés, les dalles, etc. — Nous remplaçons aussi, lorsqu'on le désire, les coussins en crin garnissant les crosses par d'autres en caoutchouc remplis d'air.

Mesure à prendre. — Hauteur du sol à l'aisselle.

Béquille articulée,

MODÈLE RAINAL PÈRE.

Nous avons imaginé ce modèle pour les personnes obligées de se servir constamment de béquilles ; elles ont l'avantage, étant ployées, de n'offrir qu'un petit volume ; elles sont en outre légères et peu-vent se raccourcir à volonté.

Le mécanisme en est fort simple, en même temps très-solide ; l'arti-culation A est disposée de manière à supporter une grande fatigue, et l'usage de cette béquille, aussi pro-longé qu'il soit, n'amène aucun dé-rangement dans l'articulation.

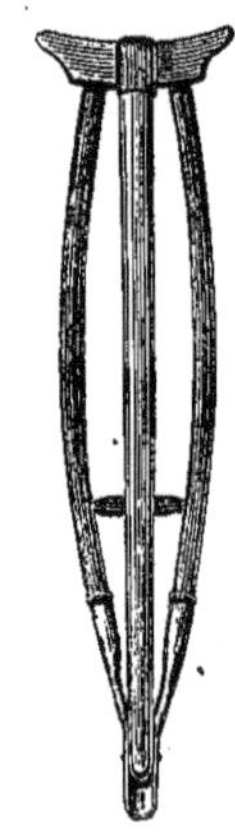

N° 60.

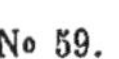

N° 59.

INSTRUMENTS DE CHIRURGIE.

Pulvérisateur.

Cet instrument est destiné à introduire dans le larynx des douches de liquide médicamentaux de toute sorte avec une très-grande force. Le malade peut s'en servir sans le secours du médecin.

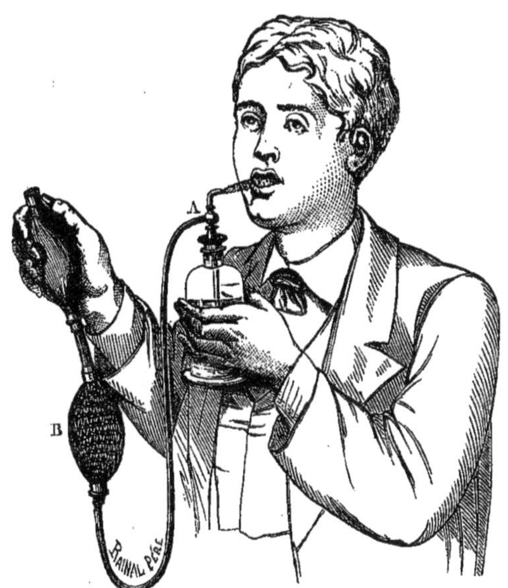

N° 61.

Cet instrument donne à la pulvérisation un degré extrême de ténuité ; le réservoir d'air B permet à la douche d'arriver dans le larynx sans intermittence ; il a un autre avantage : c'est de s'adapter à toute sorte de flacons, bouteilles, etc., il suffit d'enlever le bouchon A, qui est en caoutchouc, et au milieu duquel passe le tube capillaire, ce qui constitue le système. Le nettoyage est des plus faciles. Prix : 15 francs.

Pulvérisateur (breveté).

Ce pulvérisateur diffère de ceux employés jusqu'à ce jour par la facilité avec laquelle on peut le démonter et le nettoyer soi-même. Il se compose d'un corps de pompe en cuivre C, vissé sur un récipient en

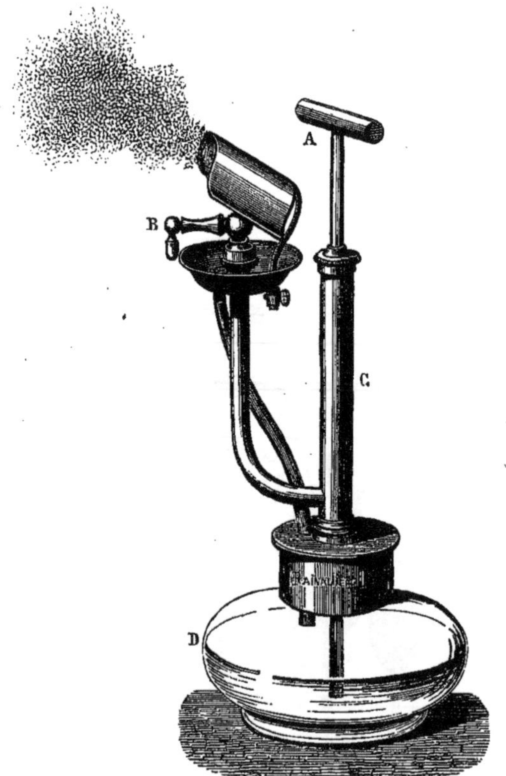

No 62.

cristal D; en appuyant légèrement sur le piston A on obtient une pulvérisation d'autant plus fine, suivant que le robinet B, qui sert de régulateur, sera plus ou moins ouvert. Le malade peut s'en servir lui-même. Cet appareil est généralement employé dans tous les établissements d'eaux thermales. Prix : 20 francs.

Injecteur.

Cet appareil, indispensable pour le traitement des maladies de l'utérus, a subi plus d'une transformation avant d'arriver à donner des résultats satisfaisants. La plupart de ces instruments sont volumineux, difficiles à nettoyer et ne servent que pour les injections.

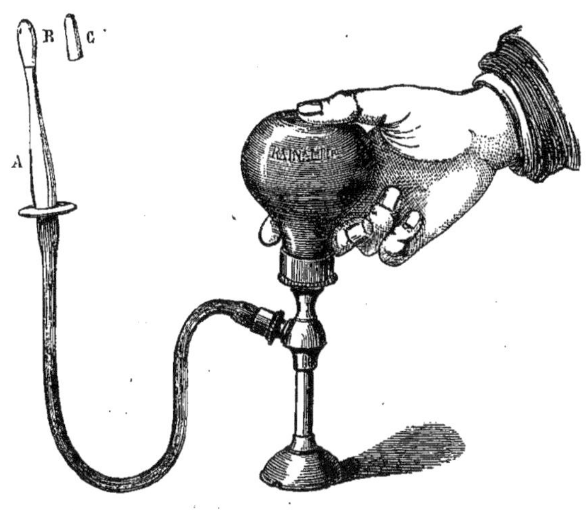

N° 63.

L'injecteur représenté par la figure n° 63 est employé pour injection et pour lavements. Il se compose d'un corps de pompe en cuivre, munis à l'intérieur d'une soupape ; la partie supérieure de l'appareil est surmontée d'une sphère en caoutchouc, pour chasser l'air et obtenir le mouvement d'aspiration. Il suffit de presser la boule en retirant successivement la main à chaque coup de pression ; le liquide s'échappe avec force et sans intermittence par la canule en os A. Cette canule à injection se dévisse à son extrémité supérieure B, et peut être remplacée par un bout de canule rectale C. Prix : 5 francs.

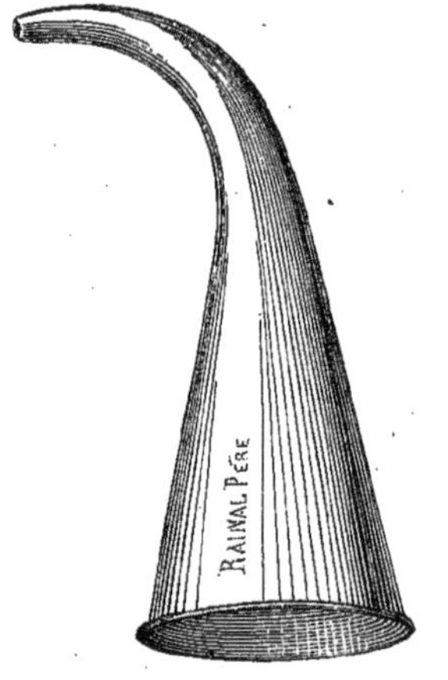

N° 64.

Cornet acoustique.

Le modèle reproduit par la figure n° 64 est celui que nous avons adopté depuis longtemps comme étant le plus simple et remplissant le mieux l'office que l'on est en droit d'en attendre; il est peu volumineux et n'offre aucune des complications tout à fait inutiles des anciens modèles; ces appareils sont en argent ou en melchior, à la volonté des malades.

Appareil à douches, portatif.

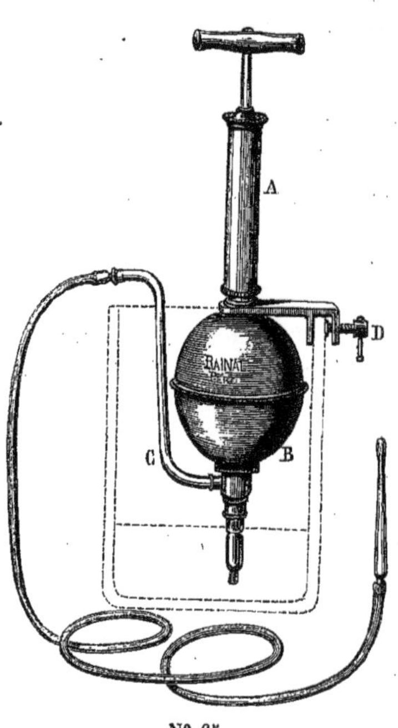

N° 65.

Cet appareil est muni à l'intérieur de deux valvules en sens opposé, l'une pour l'aspiration du liquide, l'autre servant à le pousser dans le tube de sortie. Une pompe foulante A s'ajuste sur un réservoir de cuivre B; à la partie inférieure du réservoir s'abouche un ajutage C, qui se continue par un tube de caoutchouc terminé par une canule. On peut remplacer cette canule par une pomme d'arrosoir ou tout autre embout. Suivant les indications, cet appareil s'adapte sur un vase quelconque, sceau, etc., au moyen de la vis D. Cet instrument permet de lancer le liquide avec une force et une vitesse très-grandes.

Tire-lait.

Ce petit appareil se compose d'une cloche en cristal, dont la partie inférieure s'adapte sur le sein. La partie supérieure est munie d'un tube en caoutchouc et terminée par une tétine en ivoire. Cet appareil, qui se nettoye très-facilement, permet à la malade de s'en servir elle-même. Il est, par conséquent, plus commode que le tire-lait à refoulement genre ventouse, qui a l'inconvénient de se déranger par la pression que subit la boule de caoutchouc au moment de l'aspiration. Prix : 2 fr. 50 c.

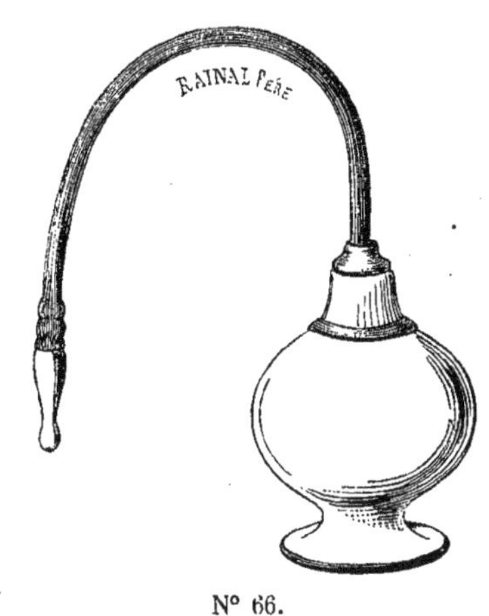

N° 66.

Amygdalotome.

Cet amygdalotome est disposé de manière à faciliter l'ablation des amygdales, il est préférable à celui de Fahnestoch, en ce sens qu'il

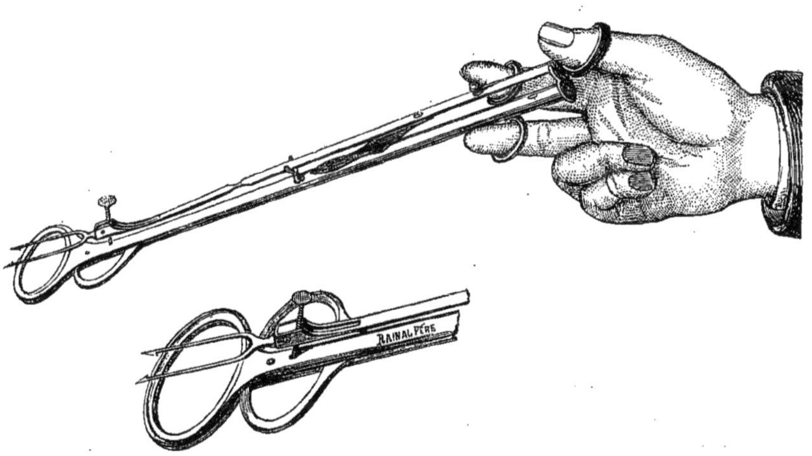

N° 67.

permet d'enlever de la main droite l'amygdale de droite et de gauche. Cet instrument est généralement employé dans la pratique et dans les hôpitaux. Prix : 19 fr.

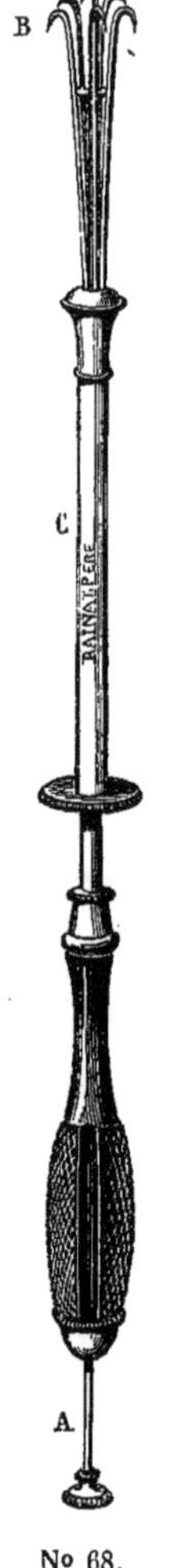

No 68.

Erigne divergente du docteur Chassaignac.

Cet instrument se compose de plusieurs tiges B métalliques flexibles, à l'extrémité desquelles se trouvent de petits crochets.

Une branche A, contenue dans une sonde en melchior C, traverse l'instrument et sert à maintenir ces tiges en faisceaux.

On introduit l'érigne fermée de manière que les crochets ne puissent blesser les parties. Il suffit de tirer la branche A pour faire diverger les tiges B, qui s'implantent dans les tissus.

Une traction opérée sur l'instrument permet d'attirer les parties que l'on veut opérer.

Prix : 16 fr.

Pince à polype.

Cette pince est disposée de manière à saisir les polypes qu'on veut extraire par arrachement; elle est composée de deux mors de forme olivaire, percés de chaque côté de petits trous et munis intérieurement de petites pointes très-fines. Une crémaillère, A, située près des anneaux, sert de point d'arrêt lorsque le polype est saisi.

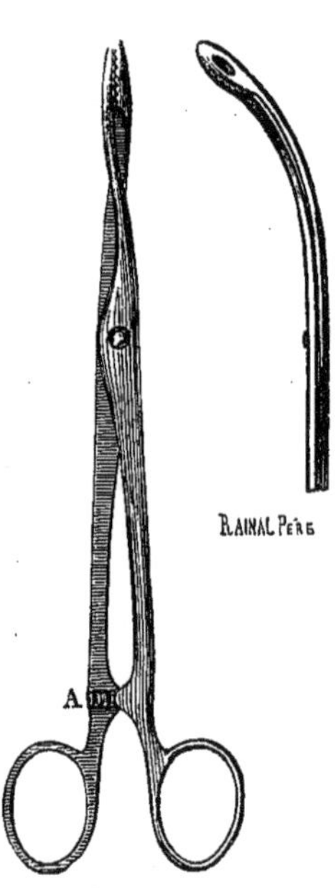

No 69.

Seringue de Pravatz (modifiée).

Ce modèle (*fig.* n° 70) est celui qui est le plus employé. Cette seringue se compose d'un corps de pompe en verre, d'une contenance de
43 gouttes de liquide ; l'armature est en argent ; la tige du piston, munie d'un curseur à vis B, est graduée par millimètres, à partir du point

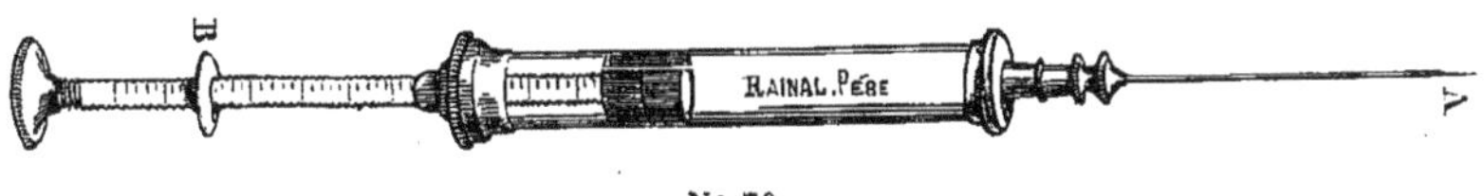

N° 70.

où elle commence à pénétrer dans le corps de pompe ; celui-ci est cali-
bré de telle sorte qu'à chaque millimètre parcouru par le piston, une
goutte de liquide est chassée à travers la canule. La canule, en or, en
argent, ou en acier, est taillée en bec de flûte et munie d'une pointe
acérée A. Prix, dans une boîte maroquin : 17 fr.

Seringue d'Anel.

Cette seringue se compose d'un corps de pompe en melchior ou en
argent, d'une contenance de 15 à 20 grammes de liquide, qui présente
au milieu de sa longueur une arête circulaire, destinée à servir de point
d'appui au doigt medius et à l'index. La tige du piston se termine par

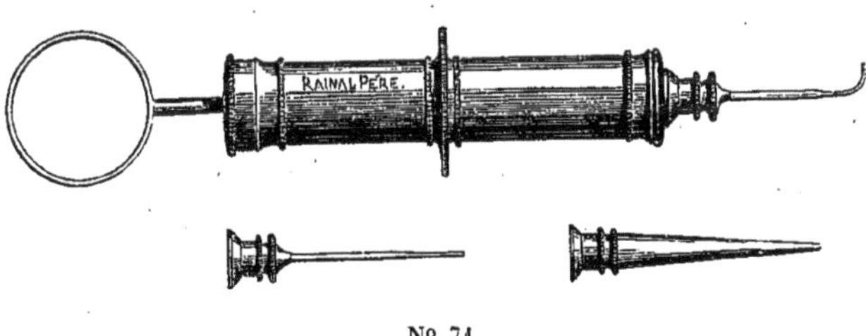

N° 71.

un anneau dans lequel on engage le pouce. Cette seringue est munie
de siphons d'une ténuité suffisante pour être introduits facilement dans
les points lacrymaux ; ces siphons en argent sont supportés par une vi-
role qui se visse sur le corps de pompe.

Prix, en argent dans une boîte maroquin.... 19 fr.
— en melchior — — 12

Spéculum du docteur Cusco.

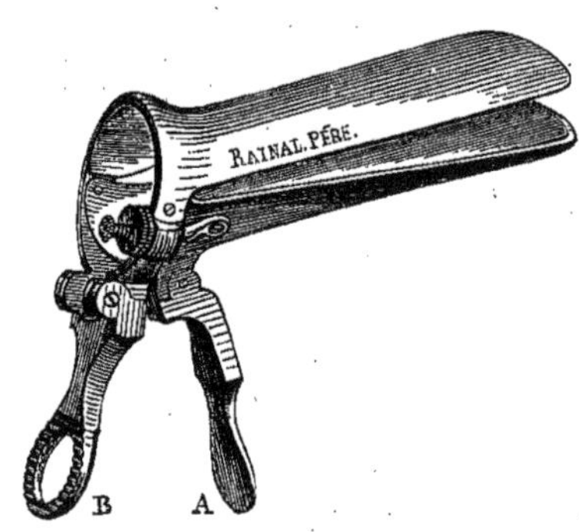

Nº 72.

Cet instrument (*fig.* nº 72) est composé de deux valves plus courtes et un peu plus larges que les spéculums ordinaires ; les manches A et B se plient de façon qu'on puisse le mettre facilement dans la poche.
Prix : à manche fixe............... 13 fr.
—   —   articulé 16

Spéculum à manche brisé du docteur Ricord.

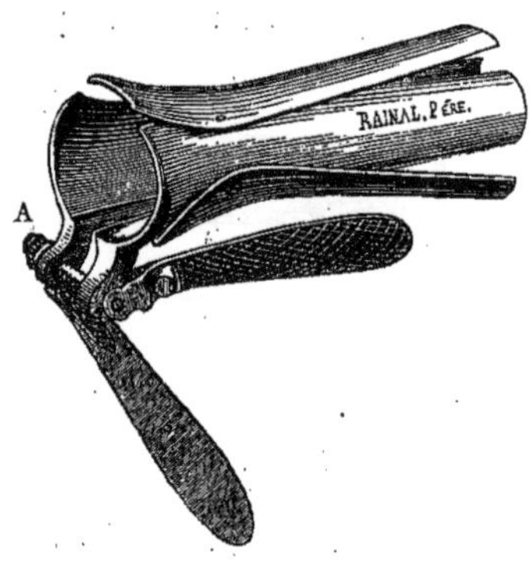

Nº 73.

Ce spéculum est à quatre valves et à bout rond ; une charnière, placée près du manche A, permet à celui-ci de se replier contre les valves, ce qui en rend l'usage plus commode.
Prix : 20 francs.

Spéculum univalve double du docteur Sims.

Cet instrument, destiné à l'opération de la fistule vésico-vaginale, est employé par presque tous les chirurgiens qui s'occupent de ces maladies. Il est composé de deux valves en forme de deux gouttières ; la valve non introduite sert de manche à l'instrument. Ce spéculum, argenté et bruni, projette une lu-

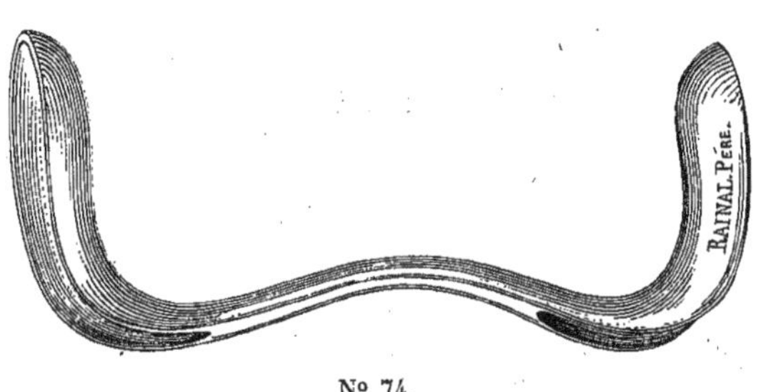

N° 74.

mière d'une grande clarté sur la partie que l'on veut explorer.

Sondes et bougies en gomme.

Les figures n° 75 représentent les sondes le plus généralement employées. Leur grosseur varie depuis un tiers de millimètre jusqu'à un centimètre. Il est facile d'apprécier avec la filière (*fig.* 76) le diamètre de la sonde que l'on désire. Il suffit d'appliquer le bout de la sonde opposée à l'extrémité vésicale, sur les trous numérotés : toute la longueur de la sonde devant traverser le trou, on aura ainsi le calibre juste aussi bien pour les sondes coniques, olivaires, etc., que pour les sondes cylindriques ; la partie vésicale qui subit ces diverses modifica-

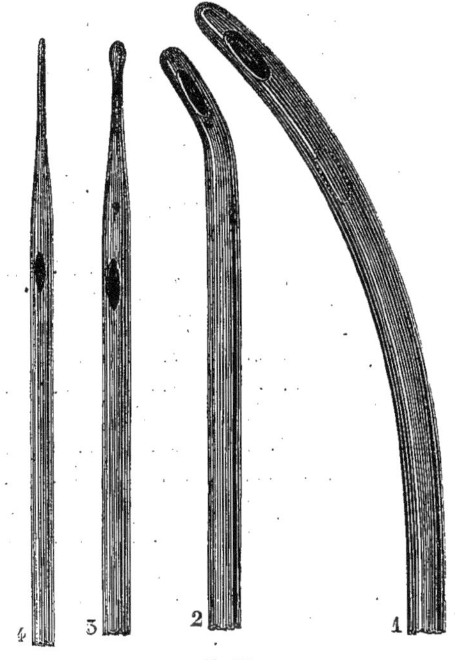

N° 75.

tions étant le côté opposé servant à les calibrer, elle ne change donc en rien la grosseur de la sonde.

Toutes nos sondes sont de première qualité, enduites d'un vernis spécial les préservant de l'atteinte de l'humidité.

Filière servant à calibrer les sondes.

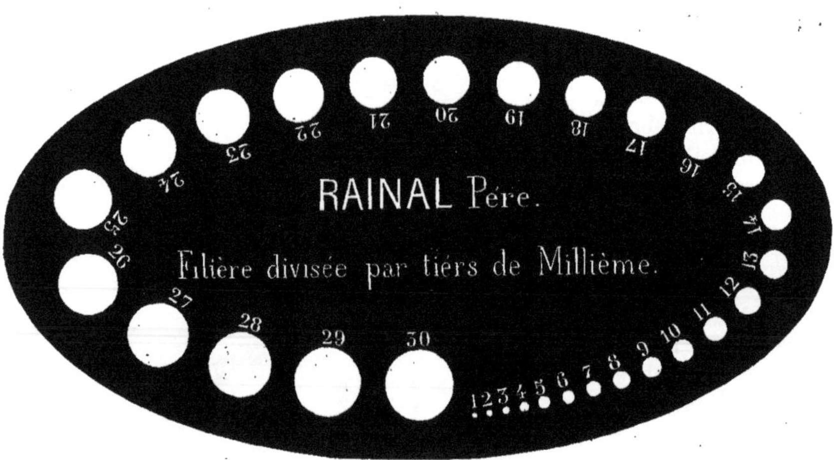

N° 76.

Appareils à fractures.

Gouttières de Mayor en fil de fer pour le bras et l'avant-bras :
    non garnies.. 10 fr.
    garnies... 15
Gouttières pour jambes jusqu'au jarret avec pied :
    non garnies... 12
    garnies... 20
Gouttières doublés de Bonnet, pour fracture de cuisse et
    coxalgie adulte. (Voir *fig. 48.*)........................ 170
Demi-gouttières de Bonnet, modèle des hôpitaux, grand
    modèle... 70

Appareils pour malades et blessés.

Vessie et bonnet à glace en caoutchouc.
Coussin pour les appareils à fracture.
Bandes en toile de toutes largeurs pour pansements.
Irrigateurs véritable Éguisier, clyso-pompe, injecteur.
Seringues en cuivre, maillechort, étain, ivoire et verre.
Sondes en cire, boyau, ivoire et étain.

Attelles électriques destinées aux applications permanentes du courant voltaïque, MODÈLES DU Dr CHEROU.

AB. Sac imperméable et isolant, renfermant une batterie au chlorure d'argent chargée *pour cent heures de travail* environ;
AE, BE. Cordons conducteurs de 50 cent. de longueur portant à leur extrémité des excitateurs en étain EE couverts en amadou et peau de chamois;
A'B'. Batterie portant directement ses tampons excitateurs E'E'.

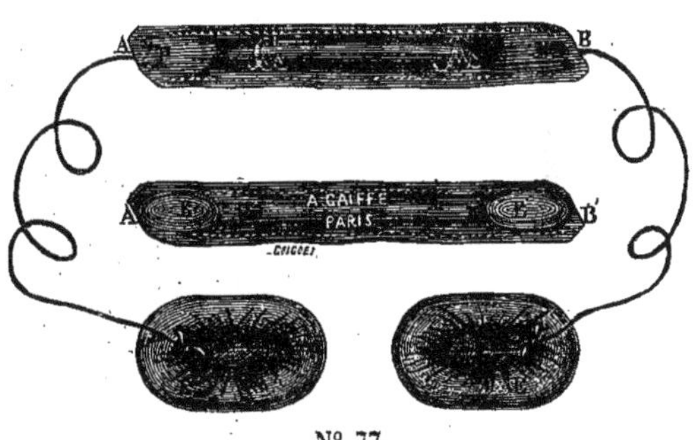

N° 77.

Ces batteries ne s'usent que lorsque leur circuit est fermé. Il suffit, pour en faire l'application, de les fixer sur la partie à électriser à l'aide d'une bande de toile, après avoir mouillé les tampons excitateurs avec de l'eau ordinaire. On emploie l'attelle AB lorsque les excitateurs doivent être placés à une grande distance l'un de l'autre, et l'attelle A'B' lorsque, au contraire, on veut localiser le courant. — La direction du courant est indiquée par la lettre N (négatif) imprimée sur le sac.

Attelle à cordons conducteurs			Attelle à exécuteurs fixes		
de 2 couples	3 fr.	25	de 2 couples	2 fr.	50
de 3 couples	3	75	de 3 couples	3	
de 4 couples	4	25	de 4 couples	3	50

Chaînes contre les courbatures musculaires, crampes, choléra, gastralgie, etc., MODÈLE DU Dr TRIPIER.

Le mètre, 3 fr. 50. — Le demi-kilog. donnant 5 mètres de chaîne, 15 francs.

ÉLECTRICITÉ MÉDICALE.

Appareil au chlorure d'argent.

La pile de cet appareil (*fig.* 78) est au chlorure d'argent fondu, de
M. Waren de la Rue, modifiée de façon à en simplifier l'emploi. Quand
son circuit extérieur est ouvert, on peut la laisser chargée sans que les

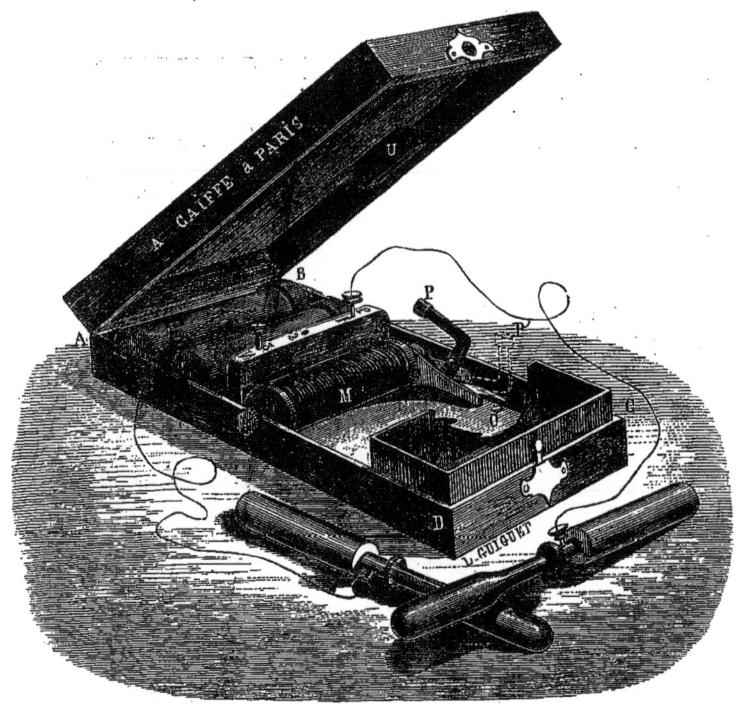

N° 78.

éléments s'usent. Si, au contraire, on laissait ce circuit fermé, elle pour-
rait fournir huit heures de travail non interrompu. Il est donc possible
d'en obtenir, sans avoir besoin de renouveler la charge, cinquante

séances de dix minutes. De même que l'appareil précédent, celui-ci donne les deux ordres de courants : les deux courants réunis ; des intermittences automatiques plus ou moins rapides ; des intermittences plus rares réglées par l'opérateur.

On lui a conservé la forme d'une trousse, ou mieux d'un livre, en réduisant encore le volume. Prix, petit modèle : 35 francs.

Grand modèle, bois noir, garniture nickel : 65 francs.

Appareil électro-médical, volta-faradique,

A PILE AU SULFATE DE MERCURE.

La pile qui fait marcher cet appareil (*fig.* 79) consiste en une petite cuvette rectangulaire en caoutchouc ; des cloisons la séparent en parties égales, qui contiennent chacune un couple composé d'une plaque de charbon et d'une plaque de zinc. Elle se charge avec du sulfate de bioxyde de mercure et de l'eau, et ne donne naissance à aucune émanation. Le médecin peut avoir plusieurs piles de rechange, et en laisser une chez chacun des malades qu'il soumet au traitement électrique.

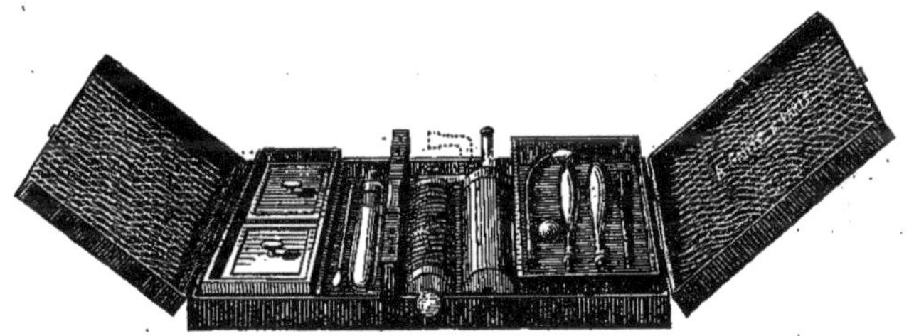

N° 79.

Cet appareil volta-faradique a la forme d'une trousse ; le plus petit a seulement 35 millimètres d'épaisseur, 10 centimètres de largeur, 17 centimètres de longueur ; il pèse 500 à 600 grammes, y compris le poids de la pile et des excitateurs qu'il renferme ; enfin aucun bouton, aucune pièce ne fait saillie à l'extérieur ; c'est un appareil de poche. Prix : 28 francs, petit modèle.

Grand modèle, pile à trois compartiments, garniture nickel : 50 francs.

Appareil électro-médical à manivelle.

Cet appareil a toute l'énergie désirable : il se gradue avec la plus grande facilité ou produit à volonté des intermittences lentes ou ra-

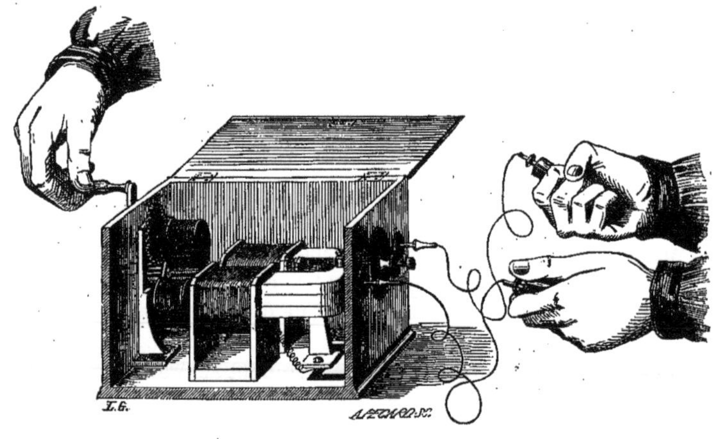

N° 80.

pides ; enfin on obtient à l'aide de bobines superposées, des courants de tensions différentes, de même sens ou en sens inverse, en faisant usage du commutateur.

PRIX :

Boîte acajou...................... 90 fr.
— palissandre.................. 95
— — 2 ordres de courants. 110
— — modèle moyen....... 140

Appareil électrique d'induction.

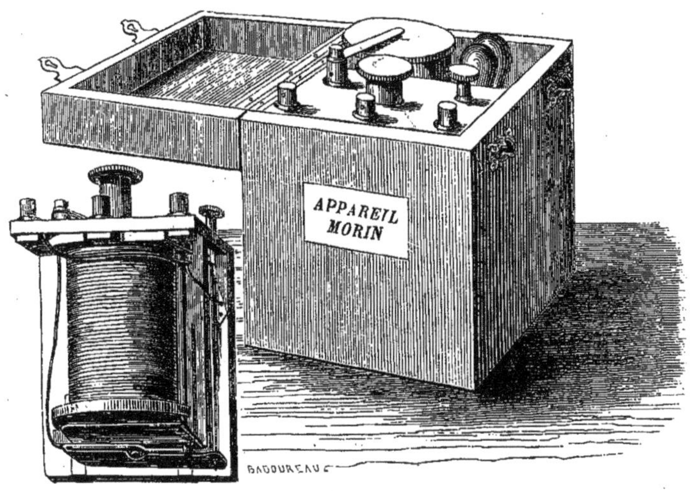

N° 81.

Ce modèle à deux éléments est le plus complet des appareils portatifs ; la manœuvre en est excessivement simple, malgré les indications variées que l'on peut remplir.

PRIX : 100 francs, petit modèle.
60 francs, modèle à 1 élément.

Appareil à courant continu au sulfate de mercure, de Morin.

Cet appareil permet, par une disposition simple et solide, de plonger les éléments de la pile dans le liquide excitateur, au moment où l'on en a besoin. Cette disposition est telle que la pile se trouve hors de fonc-

tion lorsqu'on ferme la boîte, pour en suspendre l'usage. Cette pile est
au sulfate de mercure, renfermée dans une boîte en acajou verni et

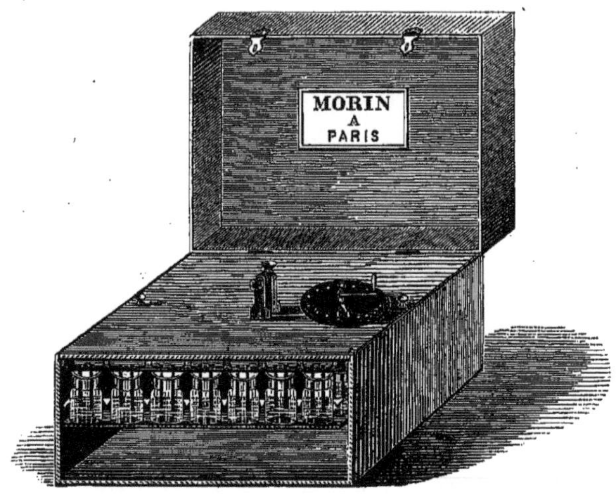

N° 82.

donne des courants pouvant se graduer et se régler à volonté par le
nombre d'éléments mis dans le circuit.

PRIX :

Pile de 3 éléments............ 12 fr.
  — 10 — 40
  — 20 — 70
  — 40 — 120

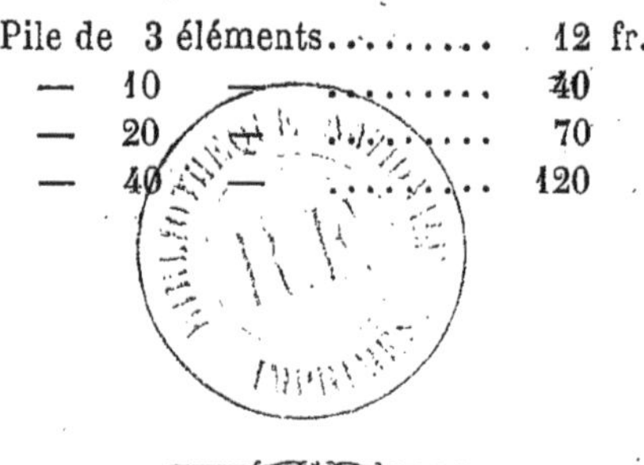

TABLE DES MATIÈRES.

INSTRUMENTS DE CHIRURGIE.

ÉLECTRICITÉ MÉDICALE.